U0199459

眼表疾病临床系列

Corneal and Conjunctival Diseases Associated with Ocular Surgeries

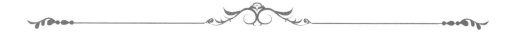

眼科手术相关性角结膜病变

主　编　贾　卉　孙旭光
编　者（按姓氏拼音排序）

侯璐璐　吉林大学第一医院
胡　源　Icahn School of Medicine at Mount Sinai
黄　荣　吉林大学第一医院
贾　卉　吉林大学第一医院
姜春英　吉林大学第一医院
李　丹　吉林大学第一医院
李晓东　吉林省白城中心医院
刘　蕾　吉林大学第一医院
施小茹　吉林大学第一医院
孙旭光　首都医科大学附属北京同仁医院
　　　　北京市眼科研究所
王春梅　吉林大学第一医院
武　慧　吉林大学第一医院
许　卉　吉林大学第一医院

人民卫生出版社
·北　京·

版权所有，侵权必究！

图书在版编目（CIP）数据

眼科手术相关性角结膜病变 / 贾卉，孙旭光主编
. —北京：人民卫生出版社，2022.7
（眼表疾病临床系列）
ISBN 978-7-117-33120-3

Ⅰ.①眼… Ⅱ.①贾…②孙… Ⅲ.①角膜疾病—眼
外科手术②结膜疾病—眼外科手术 Ⅳ.①R779.6

中国版本图书馆 CIP 数据核字（2022）第 084939 号

| 人卫智网 | www.ipmph.com | 医学教育、学术、考试、健康，购书智慧智能综合服务平台 |
| 人卫官网 | www.pmph.com | 人卫官方资讯发布平台 |

眼科手术相关性角结膜病变
Yanke Shoushu Xiangguanxing Jiaojiemo Bingbian

主　　编：贾　卉　孙旭光
出版发行：人民卫生出版社（中继线 010-59780011）
地　　址：北京市朝阳区潘家园南里 19 号
邮　　编：100021
E - mail：pmph @ pmph.com
购书热线：010-59787592　010-59787584　010-65264830
印　　刷：廊坊一二○六印刷厂
经　　销：新华书店
开　　本：710×1000　1/16　印张：13
字　　数：248 千字
版　　次：2022 年 7 月第 1 版
印　　次：2022 年 8 月第 1 次印刷
标准书号：ISBN 978-7-117-33120-3
定　　价：108.00 元
打击盗版举报电话：010-59787491　E-mail：WQ @ pmph.com
质量问题联系电话：010-59787234　E-mail：zhiliang @ pmph.com
数字融合服务电话：4001118166　　E-mail：zengzhi @ pmph.com

主编简介

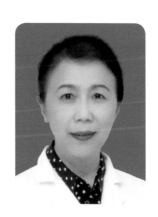

贾　卉,教授、主任医师,吉林大学第一医院角膜疾病诊治中心主任、吉林省器官移植质控中心副主任。担任中华医学会眼科学分会角膜病学组委员、中国医师学会眼科医师分会角膜病专业委员会委员,中国老年学和老年医学学会眼科学分会委员,中国医师学会眼科科普专业委员会委员,亚洲干眼协会中国分会学术委员会委员,海峡两岸医药卫生交流协会眼科学专委会眼表及泪液疾病学组委员,中国健康管理协会接触镜安全监控与视觉健康专业委员会委员。

从事角膜病及眼表疾病临床教学和工作及相关研究 30 余年,对角膜病、眼表疾病、各类白内障和白内障术后并发症、青光眼、眼外伤、眼眶病、眼肿瘤及眼底病等有丰富的临床诊治经验。开展并完成各类眼科手术数万例,包括各类角膜移植术(角膜内皮移植术、深板层角膜移植术、穿透性角膜移植术以及联合白内障人工晶状体植入术和青光眼手术等),各类白内障、青光眼及联合手术、各类眼表手术和外伤后眼部修复术等。

发表包括 SCI 论文等中英文论文 70 余篇。作为作者之一,参与中华医学会眼科学分会关于角膜病和眼表疾病等 10 余篇专家共识的编写、专著《角膜》的编译、专著《中国角膜病发展回顾》的编写等。

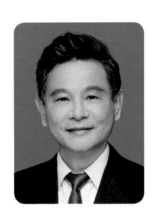

孙旭光，首都医科大学附属北京同仁医院、北京市眼科研究所研究员、博士研究生导师。主要从事角膜病及感染性眼病的临床与基础研究工作。

现任中华医学会眼科学分会专家会员、亚洲干眼协会理事、中国医师协会眼科医师分会眼感染学组名誉组长、海峡两岸医药卫生交流协会眼科学专委会泪液与眼表学组副组长、爱尔医疗集团角膜病研究所名誉所长及角膜病学组名誉组长。发表专业文章百余篇，主编专著多部。

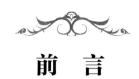

前　言

随着现代医学的飞速发展，眼科专业也发生了突飞猛进的变化，其中明显的变化之一便是眼科临床分工越来越细化、针对不同病种的特殊诊疗手段越来越丰富，无论从眼表到眼底，还是从眼睑到眼眶，眼科手术的种类也越来越多，通过手术治愈了越来越多的眼病，造福于更多的患者。

眼科手术相关性角结膜病变，是我与孙旭光教授多年来从共同讨论和分析研究过程中，得出的一个"常规"概念，其中也包含部分非术源性原因引起的角结膜病变，譬如，糖尿病等全身疾病的影响，导致眼表功能受损，加之围手术期的复杂因素，眼部手术后容易出现眼表病变，使原本可能通过手术成功治疗的原发病，因术后泪膜、角结膜病变而功亏一篑，严重者后果令人痛心。

在几十年的临床实践中，通过对几万例手术实践和相关患者病历资料归纳整理分析，我们发现许多与眼科手术相关的眼表病变，尤其是角膜病变，是可以规避和治愈的。然而，如果对其认识不足、诊断不明确，或没有对术后眼表病变有足够的关注度，可能导致不少术后并不复杂的眼表并发症，最终发展为严重角膜病变，甚至累及眼内组织，给患者及术者自身均会带来诸多负面影响。因此，及时准确地诊治术后角结膜并发症，无疑具有极为重要的临床意义。

根据临床经验、资料及文献报道，我们编写了《眼科手术相关性角结膜病变》一书，希冀为临床医生提供参考，进而为减少眼科术后角结膜病变贡献我们的微薄力量，这也一直都是我本人和孙旭光教授的共同心愿。本书根据眼科术后角结膜病变出现频率的高低，按照翼状胬肉手术相关性角结膜病变、白内障手术相关性角结膜病变、青光眼手术相关性角结膜病变、玻璃体视网膜手术相关性角结膜病变、角膜移植手术相关性角结膜病变、美容整形手术相关性角结膜病变和眼科其他手术相关性角结膜病变依次排列，共七章进行论述。为了便于读者能够从中获得具体的指导，我们还结合自己的临床病例，对其进行深入、具体的分析，其中不乏亲身的临床经验，希望能够以此帮助更多医生，更好地减少术后角结膜并发症。

在浩瀚的眼科医学海洋里遨游，由于有众多同行们的交流、指导和帮助，特别是与孙旭光教授多年的学术共享、共同的学习和研究,使得我们在学术上有了众多的收获,同时增进了一份沉甸甸的同行友谊,成为我们在眼科专业中的共同财富。

在本书出版之际,特别感谢本书主编之一孙旭光教授,为本书规划蓝图、指导和修改,才有了本书的启动和完成。感谢各位眼科同仁的信任和及时转诊的病例,使我们能够共同救治患者,提升对眼科疾病的认知和诊疗水平。尤其感谢吉林大学第一医院住培医生张钟元、狄春凤,眼科门诊曲重医生等,他们不辞辛苦,为本书的出版做了大量庞杂的资料整理工作。非常感谢吉林大学第一医院眼科齐晓凤医生做出高水平的角膜共聚焦显微镜检查,感谢吉林大学第一医院眼科侯璐璐博士对本书繁多的校对工作以及感谢所有编者对本书做出的贡献!由衷感谢人民卫生出版社对本书出版给予的大力支持与帮助!

最后,谨以对眼科专业的朴素敬畏之心,诚望同行能够多多指正。

贾　卉

2022 年 2 月 19 日

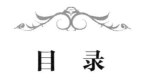

目 录

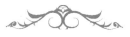

第一章
翼状胬肉手术相关性角结膜病变

翼状胬肉(pterygium)是主要与紫外线照射相关、常发生于睑裂区的结膜病变,组织学表现为结膜上皮下异常弹性纤维沉积[1],并逐渐累及角膜的增生性疾病。临床主要表现为睑裂部球结膜三角形增生、肥厚及充血,当增生组织侵入角膜缘和透明角膜时,可影响外观和视功能。

临床上,根据翼状胬肉病变发展与否,将翼状胬肉分为两种类型:进行性翼状胬肉与静止性翼状胬肉。根据增生病变的部位分为头部和体部,头部为翼状胬肉前端,覆盖角膜表面,体部为肥厚宽大的球结膜及结膜下增生的纤维组织。

翼状胬肉为常见眼表疾病之一,其致病机制仍不明确[2],至今尚无有效的治疗药物,故临床上以手术治疗为主。一般认为,当翼状胬肉长入透明角膜1.5~2mm,或翼状胬肉显著隆起,或导致散光时,则选择手术治疗。

虽然翼状胬肉手术部位在眼表,相对于内眼手术较容易掌握,但是其术后面临两个主要问题:一是复发率较高,一旦复发其角结膜病变较原发病更为严重;二是术后并发症,其发生不仅会影响外观,而且严重者可导致角膜巩膜穿孔,甚至丧失眼球。

第一节　翼状胬肉术后主要并发症——复发

一、术后复发类型、特点、原因

1. **翼状胬肉的手术方法**　由于翼状胬肉药物治疗效果欠佳,因此其主要治疗方法为手术治疗,现行的手术方法诸多,主要包括:

①暴露巩膜的单纯胬肉切除术;

②翼状胬肉切除联合自体结膜移植;

③胬肉切除联合自体结膜转位术;

④胬肉切除联合羊膜移植术；

⑤联合带角膜缘干细胞结膜移植术；

⑥联合自体/异体角膜缘干细胞移植术等[3,4]。

目前,通常认为翼状胬肉切除联合自体结膜移植是治疗原发性翼状胬肉手术的金标准[5],故多数眼科医生以此手术为主。该手术方法主要是切除翼状胬肉和增生的纤维血管组织,获取自体结膜移植物移植到裸露的巩膜表面,并与周围结膜缝合固定。

2. 术后复发类型　尽管该术式较易掌握,复发率较单纯胬肉切除低,眼表修复快、美容效果好[5-7],然而,术后仍会出现复发。

(1)术后单纯性复发

1)术后单纯性复发的临床特点

a. 翼状胬肉切除处球结膜持续充血,患者常主诉术后眼红无改善。

b. 在翼状胬肉切除处球结膜组织肥厚,形成粗大的结膜血管并扩张,随之胬肉切除处角膜缘再次结膜化(图1-1-1)。

2)复发原因分析

单纯性复发的常见原因为：

a. 翼状胬肉切除手术时球结膜上皮组织切除过多；

b. 结膜下增生的纤维血管组织分离欠佳再次增生,导致内侧球结膜仍然肥厚；

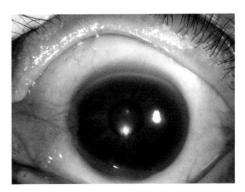

图 1-1-1　术后单纯性复发性翼状胬肉,术后 3 个月复发

结膜充血,复发的结膜增生处未见移植的结膜组织,胬肉头部增宽

c. 由于组织缺损过多,内侧球结膜向角膜缘侧修复牵拉,使半月皱襞消失。

(2)早期局限性复发

1)早期局限性复发临床病变特点

a. 翼状胬肉术后眼表较为安静,胬肉切除处轻度充血；

b. 球结膜血管逐渐拉直向角膜缘侵入；

c. 角膜表面光滑、无明显结膜组织增生(图1-1-2)。

2)早期局限性复发原因分析

a. 移植的结膜上皮移植片过小；

b. 对于预防翼状胬肉复发增生未能起到充分的"栅栏"作用,致使未被隔断处复发。

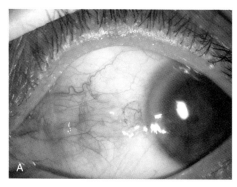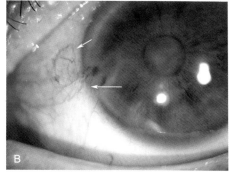

图 1-1-2　翼状胬肉术后早期局限性复发

A. 翼状胬肉切除、结膜移植术后 1 个月,结膜移植片过小;B. 被移植结膜遮盖区组织愈合良好(白色短箭头所示),未被移植结膜覆盖区的角膜缘新生血管形成,结膜上皮组织增生,并越过角膜缘(白色长箭头所示),显示早期复发胬肉

（3）术后炎症性复发

1）术后炎症性复发的临床特点

a. 翼状胬肉术后内侧球结膜及结膜囊充血严重;

b. 泪阜、半月皱襞充血肥厚隆起;

c. 术后患者眼刺激症状较重(畏光、流泪、异物感);

d. 球结膜及结膜下纤维组织很快再次增生到角膜表面(图 1-1-3)。

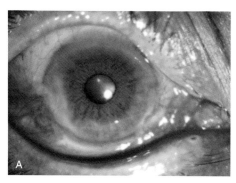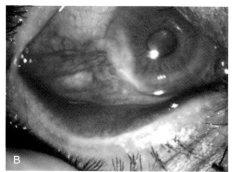

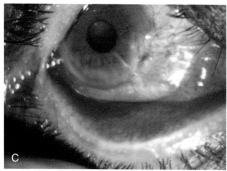

图 1-1-3　术后炎症性复发患者,术前患者为"双头翼状胬肉",鼻侧、颞侧均有翼状胬肉增生

A. 鼻侧、颞侧翼状胬肉术后 2 个月复发,结膜明显充血,肥厚;B、C. 颞侧和鼻侧复发胬肉组织血管扩张充盈,新生血管达角膜缘内,周边角膜混浊

2）炎性复发原因分析

常见原因：

a. 原发翼状胬肉覆盖眼表范围广,手术范围大；

b. 术前结膜囊抗菌治疗时间短；

c. 角膜表面切除过深,且术后抗菌抗炎治疗不充分。

（4）瘢痕粘连性复发

1）瘢痕粘连性复发临床特点

a. 翼状胬肉术后结膜持续充血,患者主诉眼红加重；

b. 胬肉切除处球结膜增厚、扭曲、变形；

c. 角膜表面的复发胬肉组织较原发胬肉组织更加肥厚、混浊更加明显(图
1-1-4、图 1-1-5)。

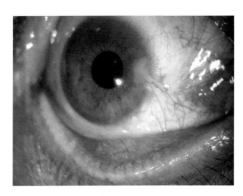 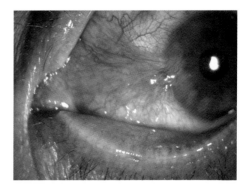

图 1-1-4　术后瘢痕粘连性复发
翼状胬肉单纯切除后 1 个月复发,复发的翼
状胬肉与角膜表面形成瘢痕性粘连

图 1-1-5　术后瘢痕粘连性复发
手术切除翼状胬肉时内侧球结膜明显瘢痕
形成,充血加重,结膜上皮异常增生、复发,
角膜混浊范围更大

2）瘢痕粘连性复发原因分析：采用单纯切除翼状胬肉的手术方法,将增生
的结膜上皮和上皮下组织一并切除过多、过深；单纯切除暴露巩膜后由于结膜
各层组织缺损进而启动机体自身修复机制,导致结膜瘢痕增生,更快更重修补组
织缺损；半月皱襞消失,内侧结膜囊变浅,角膜表面的胬肉组织剥离不光滑或过
深达到基质,术后角膜瘢痕形成。

（5）伴角膜新生血管形成的复发

1）伴角膜新生血管形成的复发临床特点

a. 翼状胬肉切除较彻底,术后结膜组织无明显病理性增生；

b. 角膜表面上皮愈合良好,但基质混浊；角膜缘新生血管向基质内增生(图
1-1-6)。

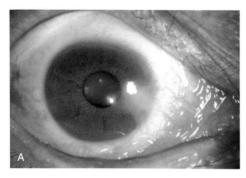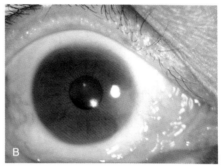

图 1-1-6 伴角膜新生血管形成的复发,角膜基质混浊,角膜缘新生血管形成

A. 翼状胬肉术后 3 个月,角膜混浊、上皮光滑、新生血管长入角膜缘,有复发倾向;B. 应用激素和干扰素滴眼液治疗 3 个月后角膜混浊减轻,角膜缘新生血管退缩,球结膜组织无增生,眼表即结角膜上皮组织恢复正常,翼状胬肉未再复发

2)伴角膜新生血管形成的复发原因分析

a. 翼状胬肉切除过深,达角膜基质形成瘢痕,而角膜修复时因组织缺损过多促进角膜缘新生血管代偿增生达角膜基质中;角膜基质明显混浊。

b. 由于翼状胬肉的纤维血管膜处理较好和球结膜上皮组织保留较多,故结膜组织无异常增生,内侧结膜囊恢复良好。

二、术后复发的预防要点

1. **避免术后巩膜暴露** 单纯翼状胬肉切除、暴露巩膜的手术方法早在 1948 年由 D'Ombrain 首先提出[8],但由于其高复发率,可达 24%~89%[5,9-15],并且复发的球结膜和结膜下增殖较原发胬肉更重,导致严重并发症,如睑球粘连、巩膜坏死甚至感染性巩膜炎等,因此,建议即使病变范围较小的原发性翼状胬肉也不要单纯切除。胬肉切除联合结膜移植可以保持完整的眼表结构(图 1-1-7)。避免巩膜暴露代偿瘢痕增生来修补。

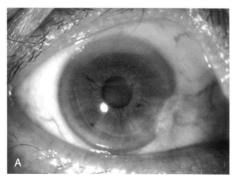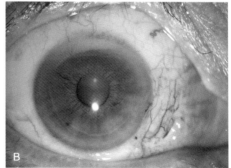

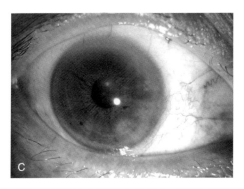

图 1-1-7　翼状胬肉切除联合结膜上皮移植术前、术后

A. 原发翼状胬肉（活动期）；B. 胬肉切除 + 结膜移植术后 14 天；C. 胬肉切除 + 结膜移植术后 80 天，结膜囊及眼表正常

2. **保留体部结膜组织**　切除翼状胬肉头部，保留胬肉体部结膜上皮层，彻底分离体部结膜下增生的纤维血管膜并予以切除。如果结膜下胬肉组织没有彻底切除，而是将结膜表层切除过多，误认为结膜组织切除越多、切除范围越大，越不易复发，会导致切除后结膜上皮组织缺损范围大，而结膜下纤维组织经手术刺激后快速增生修补切除部位，更易复发。术后远离角膜缘的结膜组织被牵拉、血管扩张拉直是胬肉组织活跃增生复发的特征（见图 1-1-1、图 1-1-2）。

3. **移植结膜组织的上皮层，不要带筋膜组织**　移植的结膜组织面积要足够大、薄，不含结膜上皮下的筋膜组织（图 1-1-8），植片过厚易收缩、水肿（见图 1-1-3），植片过小未完全覆盖创面即由周边结膜上皮增生，同时伴随新生血管形成，图 1-1-2 可见上方移植的结膜愈合良好，而下方出现复发。

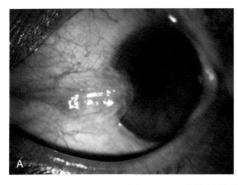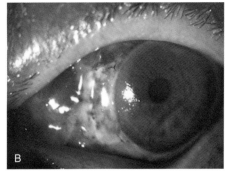

图 1-1-8　移植的结膜组织薄、面积足够大

A. 原发翼状胬肉，活动期；B. 胬肉切除、结膜移植术后第 2 天，移植片平铺良好，无皱缩，完全覆盖创面，角膜光滑透明

三、术后复发的处理要点

1. 单纯切除的术后复发翼状胬肉应用激素治疗 1~3 个月,局部病变稳定后再次行胬肉切除联合结膜上皮移植术。对于多头胬肉或者病变范围较大的翼状胬肉因为手术创面范围较大,注重围手术期抗菌和抗炎治疗,清洁结膜囊,术后局部应用抗生素滴眼液和激素滴眼液,必要时局部应用抗代谢药物治疗可以避免或控制复发[16、17]。

2. 术后复发范围较小病情控制稳定,结膜组织不再增生,无须再次手术。如果胬肉组织明显增生,或者是瘢痕性复发,笔者经验是根据病情和患者需要(急需解决外观美容问题)观察 6 个月后,再次手术治疗。手术方法需根据复发胬肉的病变范围选择再次胬肉切除、结膜移植、羊膜移植或联合角膜移植。如果视轴区中央角膜透明,中周及周边部角膜发生变性混浊,尽量将增生的胬肉组织剥离,可不必切除角膜和行角膜移植手术,如果光学区已混浊则需联合角膜移植手术[18],既可恢复视力,也可避免胬肉复发(图 1-1-9、图 1-1-10)。

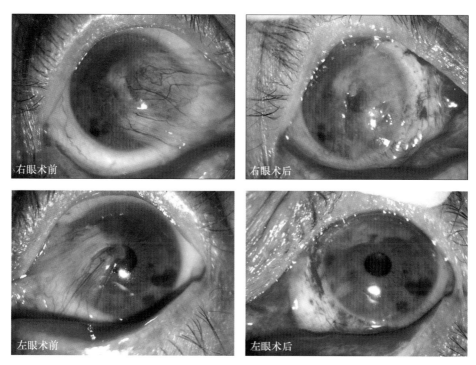

图 1-1-9　双眼复发胬肉的处理

拟行胬肉切除联合角膜移植术,术中将胬肉组织剥离后瞳孔区角膜较透明,可以保留良好的视功能,故行胬肉切除联合结膜移植术,术后视力:右眼 0.8,左眼 1.0,胬肉未复发

3. 翼状胬肉术后病人随诊非常重要,早期发现局限性复发或新生血管形成,应用激素滴眼液、干扰素滴眼液或抗代谢药物[19]治疗,可以治愈则无须再次手术,见图 1-1-2、图 1-1-6。

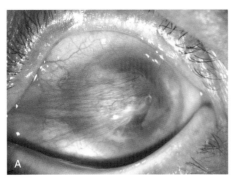
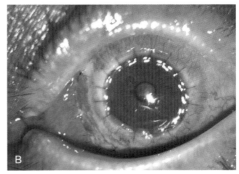
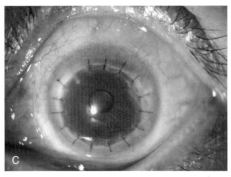

图 1-1-10　复发胬肉及角膜白斑的处理

A. 第一次翼状胬肉手术角膜表面切除过深,术后感染治愈后形成范围较大的角膜白斑和复发性翼状胬肉;B. 胬肉切除术联合深板层角膜移植(DALK)、结膜移植术后 7 天,角膜透明、结膜移植处眼表完整;C. 深板层角膜移植联合结膜移植术后 1 年半(拟行角膜拆线当日),胬肉未复发、角膜移植片透明、结膜囊正常,视力 0.6

第二节　翼状胬肉术后其他角结膜并发症

一、术后结膜囊变形的特点、原因、预防和处理

正常眼表结构和功能是保证视觉健康的第一道门户,包括睑缘、泪腺、泪阜、半月皱襞、结角膜上皮、泪小点等,在保障正常眼表功能中分别起到重要作用。

　　翼状胬肉发生于睑裂部球结膜和角膜缘部,因其充血隆起,遮挡角膜,既影响外观又影响眼表,严重时影响视力。手术治疗的目的是阻止胬肉生长,恢复正常的眼表结构和功能,达到良好的美容效果,因此切除胬肉组织同时恢复结角膜上皮常态化非常重要。但是,如果手术方式不当,术后可能导致结膜囊的异常改变。

　　1. 结膜囊狭窄

　　(1)结膜囊狭窄临床特点

　　1)翼状胬肉术后睑球结膜充血,血管扩张,球结膜组织肥厚变形。

　　2)轻者近内眦穹窿部变浅,半月皱襞完全消失。

　　3)重者上下穹窿结膜及泪阜牵拉移位,结膜囊变形(图 1-2-1～图 1-2-3)。

　　(2)术后结膜囊狭窄的原因分析:切除翼状胬肉组织时范围过大,甚至将泪阜、上下近穹窿部球结膜切除导致眼表组织大范围缺损,实施移植的结膜或其他替代组织面积过小或未移植成功;翼状胬肉头和体部结膜下增殖的纤维血管组织未充分分离;位于角膜表面胬肉头部和角膜缘处胬肉体部切除过深导致角巩膜表面凹凸不平,在创面愈合过程中靠瘢痕增生粘连填补缺损部位。

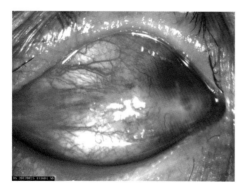

图 1-2-1　翼状胬肉术后半年

内侧球结膜充血水肿,半月皱襞消失,内侧结膜囊狭窄,大量水平走行的结膜新生血管,并侵入角膜,伴有角膜浸润混浊

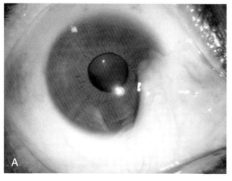

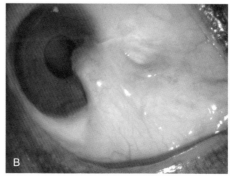

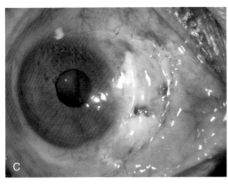
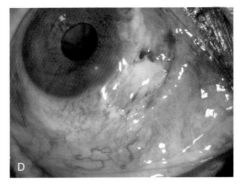

图 1-2-2　复发胬肉，球结膜及结膜囊变形

A、B. 翼状胬肉术后 2.5 个月复发，睑球粘连、半月皱襞和泪阜被复发性翼状胬肉的瘢痕组织牵拉移位，复发胬肉头部形成增殖并累及透明角膜；C、D. 手术剥离复发胬肉组织，行结膜移植手术，因结膜组织缺损面积加大，分别取 2 片结膜上皮片移植，变形的结膜囊恢复正常形态

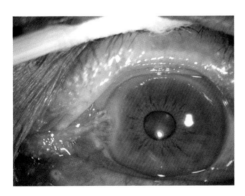

图 1-2-3　术后 3 个月翼状胬肉复发

内侧球结膜与内眦及泪阜粘连，泪阜突出于睑裂外，流泪、眼球运动受限，内侧结膜囊明显狭窄变形

（3）术后结膜囊狭窄的处理：翼状胬肉术后出现结膜囊狭窄且瘢痕粘连并不很严重时，首先将角膜缘粘连的结膜瘢痕组织从角膜和巩膜表面剥离下来，去除上皮下的增殖纤维组织，尽量松解分离球结膜下组织达泪阜和上下穹窿部，必要时巩膜表面应用抗代谢剂（如丝裂霉素）敷贴 3~5min 后彻底冲洗，球结膜复位时根据巩膜表面缺损的范围大小选择修补的组织块（结膜上皮、羊膜等）缝合创面，此时注意开睑器不要开得过大，缺损范围小的移植片与结膜创缘缝合即可，无须固定缝合角膜缘和巩膜，愈合更佳（固定到巩膜有时眼球转动时创缘易撕裂）。如果缺损范围较大可选择多片移植，缝合固定于巩膜表面。

2. 结膜肉芽肿形成

（1）结膜肉芽肿临床特点：翼状胬肉术后结膜持续充血，创面处结膜组织隆起球形增生，可位于巩膜、角膜缘表面或者角巩膜表面（图 1-2-4）。

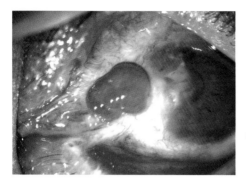

图 1-2-4　患者术后 2 个月翼状胬肉复发
内侧球结膜肉芽肿形成、并伴有局限性睑球粘连,内上方结膜囊穹窿部狭窄,半月皱襞和泪阜结构破坏、扭曲,下泪小点由于瘢痕收缩导致外翻,瘢痕组织累及角膜

(2)术后结膜肉芽肿形成的原因分析:术后结膜肉芽肿可分为两类,一是单纯性肉芽肿,二是感染性肉芽肿[6,20,21]。由于手术切除时结膜下纤维血管膜未分离,直接将胬肉及其周围组织一并切除。缝合时创缘对合不整齐、创面不光滑、术后炎症反应较重未有效控制等,形成肉芽肿性增生和睑球粘连、穹窿部消失变形。

(3)术后结膜肉芽肿的处理:翼状胬肉术后肉芽肿说明局部组织手术时破坏严重,炎症反应较重。肉芽肿和周围组织粘连较重,剥离时极易损伤角膜和巩膜,注意不要过深,仅将肉芽肿切除,其周围粘连的结膜上皮组织小心分离并尽量保留,分离球结膜下纤维组织时同结膜囊狭窄的处理。

3. 睑球粘连

(1)睑球粘连的临床特点

1)患者术后流泪伴有干眼;

2)术后持续结膜充血,球结膜在眼球表面无移动或移动受限,球结膜、穹窿结膜组织与角膜粘连;

3)严重者泪小点、泪阜或内直肌与角膜粘连,结膜囊穹窿部变浅或消失;

4)眼球运动受限和固定,眼表结构严重变形(图 1-2-5~ 图 1-2-8)。

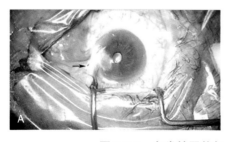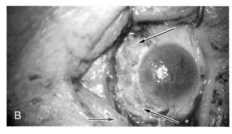

图 1-2-5　复发性翼状胬肉手术中开睑器开睑后照片
A. 复发胬肉,内侧结膜囊变形,结膜瘢痕与角膜表面粘连,泪小点移位,箭头处为上泪小点开口处,睑结膜穹窿结膜大部分缺失,内侧上下方穹窿部消失,眼球运动严重受限;
B. 手术结束时,粘连组织分离、泪小点恢复正常位置(短箭头)、泪道冲洗通畅,结膜囊形成良好,分别移植 2 片结膜上皮(2 个长箭头),内直肌无损伤,角膜表面光滑

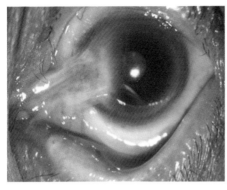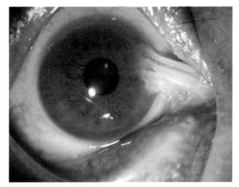

图 1-2-6　双眼复发胬肉

内侧球结膜面积缩小、泪阜缺失,结膜下高度增生粘连,泪阜部结膜被牵拉移位,结膜囊变形,角膜瘢痕形成,眼球运动受限

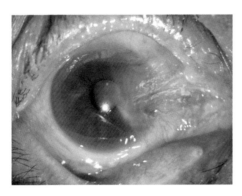

图 1-2-7　翼状胬肉复发

球结膜肥厚增生的范围过大,达到上下穹窿部,上方睑球粘连,胬肉头部很宽并侵入瞳孔区

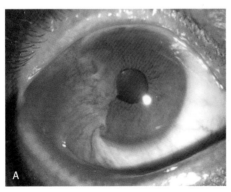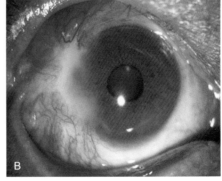

图 1-2-8　复发胬肉两次手术后

A.颞侧复发的翼状胬肉,球结膜充血肥厚,病变范围达上下球结膜,睑球组织粘连;B. 2 个月后再次手术切除,瘢痕加重,外侧结膜囊和外眦角变形,球结膜表面积进一步缩小,内侧结膜囊狭窄,眼球内转、上下方转动受限,角膜形成白斑

（2）术后睑球粘连原因分析：翼状胬肉术后眼表结构破坏、结膜囊变形的原因有：切除翼状胬肉时未分离结膜上皮下的纤维血管膜（翼状胬肉的主体），而是将结膜表面上皮组织切除过多，达穹窿部、内眦部、泪阜部结膜，甚至将泪阜切除，导致严重的内眦眼表结构缺损变形和泪小点、泪小管移位粘连。

由于眼表上皮组织的缺损过大，超出原翼状胬肉的病变范围，上皮组织无法修复代之严重瘢痕增生。发现胬肉复发时急于反复多次再手术切除，使结膜、巩膜和角膜组织进一步缺损和产生炎性反应，加重瘢痕粘连和角膜混浊。结果不仅眼表破坏严重、胬肉复发，而且瘢痕增生、睑球粘连和结膜囊严重变形，由单纯翼状胬肉这种结角膜常见的眼表疾病转变为复杂的结膜囊、眼睑畸形和角膜病变等复杂难治性眼部疾病[22,23]，完全失去原发病的特点并增加了治疗难度。

（3）术后睑球粘连的处理：

1）翼状胬肉术后粘连可以是睑球粘连、睑缘与球结膜角膜粘连，泪阜、泪小点粘连，与内直肌粘连等，说明原手术范围过大，翼状胬肉切除时甚至将接近穹窿部的球结膜和筋膜一并切除，术后严重粘连而且范围很广，睑缘泪点、泪阜、内眦角完全变形，处理时以角膜面为起点，逐渐向球结膜方向剥离，贴着角膜、巩膜表面剥除，切勿将粘连的组织剪除或板层切除。注意将内直肌或外直肌前增殖的瘢痕清除，恢复游离出内直肌或外直肌，方可恢复正常的眼球运动。

2）在分离粘连时尽量保存结膜的上皮组织，包括瘢痕表面的上皮和复发形成假性胬肉的上皮组织。眼表疾病修复的原则是保留的上皮组织越多越有利[24]，而不是切除得越多越好，与皮肤损伤修复的机制相同，表皮组织缺损越多修复越困难而且瘢痕越重[25]。

3）尤其不要破坏半月皱襞和泪阜，这两者结构在维持泪膜稳定、腺体分泌、抗炎、美容和防止胬肉复发等眼表功能中起重要作用[26~29]。进行结膜修补时取下准备移植的结膜上皮组织应足够大，必要时分别取多个结膜上皮片移植，或在对侧健眼取结膜上皮组织，以免造成取材处眼表破坏（见图 1-2-5B），必要时联合羊膜移植[30~33]。

二、术后角膜溃疡与巩膜坏死的特点、原因、预防和处理

翼状胬肉是常见的结膜疾病，结膜下增生的纤维血管组织位于巩膜表面，生长到角膜时仍然位于角膜的上皮组织内，原发翼状胬肉组织不会越过 Bowman 膜，手术切除时侵入角膜表面的头部容易从角膜上皮面剥离下来，无须剖切到角膜基质层，因此翼状胬肉大部分术后不遗留瘢痕，角膜上皮修复快，可以恢复角膜透明性。

位于巩膜表面的翼状胬肉体部，不会发生浸润，剥离胬肉组织时极易暴露光滑的巩膜，并不需要切除巩膜组织，在分离结膜下增殖的纤维血管膜时要充分暴露巩膜表面。

由于结膜囊内存在大量微生物和手术后结角膜表面形成创面,加之多数患者一经诊断即在门诊完成手术,术前结膜囊抗菌不严格等,容易发生术后感染,因此围手术期结膜囊抗菌治疗,术中严格无菌操作,将翼状胬肉组织由角膜、角膜缘和巩膜表面剥离,充分分离结膜下增殖的纤维血管予以切除,使翼状胬肉切除的创面保持光滑、清洁,是预防翼状胬肉术后感染的重要因素。术后出现无菌性角膜巩膜融解溃疡常由术中操作不当引起。

复发胬肉再次手术时如果前次手术切除过深,增生组织与角膜、巩膜组织粘连,则以分离粘连瘢痕为主,不宜再次切除过深和扩大切除范围。如果切除病变深达角膜基质,角膜组织缺损过多则需要角膜移植来修复缺损部位。

1. 术后角膜无菌性溃疡

(1)角膜无菌性溃疡临床特点

1)角膜无菌性溃疡是指翼状胬肉手术后未发生感染,但角膜上皮和基质出现融解缺损的凹面,组织融解的边界清晰,表面较干净,无或较少污秽坏死组织,其周围无浸润(图1-2-9~图1-2-11)。

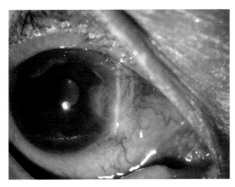

图1-2-9 术后角膜无菌性溃疡
翼状胬肉切除处角膜表面无菌性溃疡,表面较干净,边界清晰无浸润,球结膜水肿充血,患者眼部刺激症状较轻

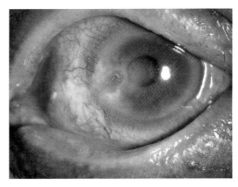

图1-2-10 术后角膜无菌性溃疡,移植的结膜上皮组织愈合良好,角膜形成凹面,其周围角膜轻度水肿混浊

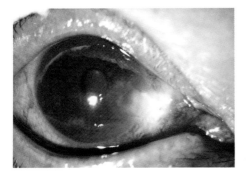

图1-2-11 术后角膜和巩膜无菌性溃疡,角膜3~4点位形成浅溃疡、巩膜缺血坏死

2)眼部症状为轻度眼红、眼痛及轻度眼部刺激症状,虽然症状轻但此类溃疡愈合较慢[34~36]。

(2)术后角膜无菌性溃疡的原因分析

1)翼状胬肉头部浸润到 Bowman 膜,手术时直接切除了部分角膜前基质,术后角膜上皮不易修复,基质暴露,创面发生非感染性融解;如果术中应用抗代谢药物或术后应用高浓度激素,病变可能加重且愈合困难。治愈后角膜基质变薄、凹陷、瘢痕和术后较大散光。

2)手术创面剖切过深、范围过大,内直肌表面没有充分分离,组织缺损多,结膜下瘢痕形成与内直肌粘连,结膜上皮止于内直肌附着处,巩膜创面无上皮组织覆盖,术中巩膜电凝止血过多,均可导致角膜巩膜术后组织融解坏死浅溃疡形成,愈合后瘢痕暴露,巩膜表面无结膜组织覆盖,导致术后角膜、角膜缘和巩膜瘢痕和翼状胬肉复发。

(3)术后角膜无菌性溃疡的处理:出现角膜无菌性溃疡时不要急于应用大量抗生素,准确判断后局部应用人工泪液、自体血清或小牛去蛋白血清给予滋养修复,全身可以应用维生素 C、B_2 等促进微循环和加强自身代谢的药物。

2. 翼状胬肉术后感染性角膜溃疡

(1)术后角膜感染性溃疡临床特点:翼状胬肉是需要手术治疗的最常见眼表疾病,因其发病率高,手术只在眼表进行未进入眼内,多数医生和患者常随机完成手术。结膜囊暴露于外界环境中,存在大量的正常菌群和条件致病菌[37~39],当眼表上皮完整时,经过泪液分泌和冲刷,较少发生感染。但当眼表条件失衡又出现组织创面时则极易感染。又由于很多医院在门诊开展翼状胬肉手术,常忽略术前围手术期抗菌治疗,出现术后手术创面感染。

角膜感染是翼状胬肉手术后发生的十分严重的并发症,患者表现为术后眼部充血重、畏光流泪、眼部疼痛、结膜囊较多分泌物。角膜创面浸润、污秽混浊(图 1-2-12~图 1-2-14)。术前应严格掌握禁忌证,包括急性结膜炎、睑缘炎、睑腺炎、慢性泪囊炎等,需彻底治愈这些感染性疾病后方可手术[40-42]。手术器械严格消毒,严格按照无菌手术操作,术后保持术眼卫生,无菌眼罩,抗生素滴眼直至术眼拆线后 7 天。

(2)常见感染的病原菌群

1)细菌性溃疡,最为常见;

2)真菌性溃疡;

3)诺卡菌性溃疡,少见;

4)棘阿米巴角膜溃疡,个例报道。

(3)术后感染性角膜溃疡的原因分析:术前未应用广谱抗生素清洁结膜囊,尤其伴有全身性疾病患者(糖尿病等),术后应用绷带镜应及时随诊,发现有感染倾向立即停戴,否则会加快加重角膜感染。

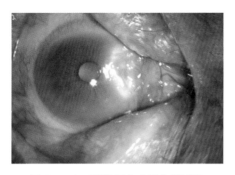

图 1-2-12　翼状胬肉术后角膜感染
抗生素治疗后边界限局,形成角膜溃疡,巩膜处组织粘连,增生肥厚,眼球右转受限

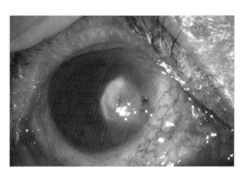

图 1-2-13　翼状胬肉术后应用绷带镜、发生感染性角膜炎 15 天,角膜浸润范围较大,形成的角膜溃疡已达瞳孔区

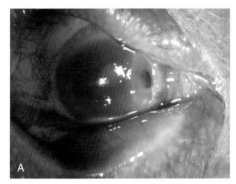

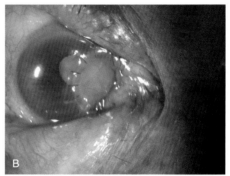

图 1-2-14　原发翼状胬肉手术后复发,2 个月内反复做了 3 次切除手术
A. 角膜边缘部位感染穿孔,结膜囊脓性分泌物,前房积脓,内侧球结膜粘连、内直肌损伤,内侧眼表面大量瘢痕增生,泪阜、结膜、筋膜、内直肌和巩膜完全粘连,眼球运动受限,内眦角严重变形;B. 部分穿透性角膜移植术后,可见下方内眦角皮肤、睑球结膜与泪阜粘连,晶状体混浊

　　翼状胬肉术后复发再次手术必须谨慎对待,因为创面不光滑,胬肉组织和瘢痕不易分离,常与深部组织和内外直肌粘连,而且复发次数越多,结膜囊变形和组织粘连越重,手术分离时创面越深越大则增加感染风险。

　　3. 翼状胬肉术后巩膜坏死

　　(1) 术后巩膜坏死的临床特点:巩膜由胶原纤维构成,巩膜表层为疏松纤维组织,含有弹力纤维和小血管,基质层由致密的结缔组织构成,基本不含有血管。巩膜的代谢相对缓慢,巩膜缺血性病变(如免疫性疾病等)、感染、外伤(化学伤等)易导致巩膜组织溃疡坏死,由于血管较少,巩膜的损伤修复也非常慢。

　　巩膜坏死表现为:巩膜组织变白、无血管、表面融解重者溃疡形成,可达巩膜深基质层甚或穿孔(图 1-2-15)。患者眼部刺激症状较角膜炎症轻,早期视力不受影响,病程进展慢。

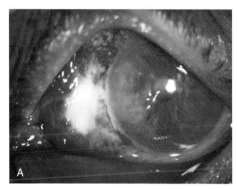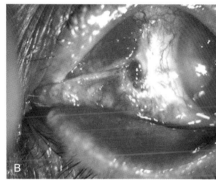

图 1-2-15　术后巩膜坏死,翼状胬肉切除术后 2 周巩膜表面出现黄白色病灶
A. 球结膜缺损、巩膜坏死融解溃疡;B. 溃疡愈合后结膜囊变形、结膜肉芽肿

(2)术后巩膜坏死原因分析

①切除胬肉组织时同时切除了表层巩膜组织。

②术中应用抗代谢药物,如丝裂霉素 C 等。

③巩膜表面过度电凝烧灼,使原有血管就少的巩膜缺血、融解坏死,加之术后为预防复发局部应用大剂量激素眼膏,或由于糖尿病等全身疾病,使原本代谢缓慢的巩膜创面很难迅速修复。即使术中未应用抗代谢药物,也可能导致巩膜发生溃疡,主要由过度电烧、巩膜切面不光滑,上皮愈合慢等原因引起。

④术后角巩膜感染,暴露的角膜巩膜区发生灰白色浸润、化脓、坏死溃疡、穿孔,严重者前房积脓、眼内炎,这是翼状胬肉手术十分严重的并发症,完全改变了眼表疾病的性质。

4. 翼状胬肉手术后角膜溃疡和巩膜坏死的预防和处理

(1)了解翼状胬肉形成的解剖位置,角膜和巩膜表面胬肉组织自上皮表面剥离,保持剥离胬肉后角膜巩膜表面光滑。

(2)胬肉剥离后因为巩膜较少血管组织,不会大量出血,结膜上皮下出血多会自行停止。出血较多的原因一是结膜上皮下纤维血管组织,二是剥离时损伤了内直肌。增殖的结膜下筋膜组织切除后角膜缘和巩膜表面无须过度止血,经过局部棉签压迫止血即可使创面清洁。过度烧灼、电凝破坏了巩膜上皮组织和基质导致其融解、缺血性坏死甚至形成溃疡。

(3)谨慎使用为减少翼状胬肉复发的抗代谢药物,成功的自体结膜移植手术翼状胬肉复发率在 1.9%~4%,而有文献报道术中使 0.02% 丝裂霉素(MMC),时间为 2~5min 不等,复发率在 5.8%~20% 之间[43~47]。如果术中应用 MMC 棉片不仅要放在暴露的巩膜表面,还应放置于创面周围结膜下的筋膜处,取下后生理盐水充分冲洗创面和其周围结膜下组织。准备移植的结膜上皮组织勿接触抗代谢药物。

(4)翼状胬肉术后应用治疗性角膜绷带镜可以减轻眼部刺激症状,促进角膜上皮和结膜上皮的愈合,减少翼状胬肉的复发,已经在临床上被广泛采用。但应注意治疗性绷带镜的主要并发症是绷带镜覆盖处创面感染[48]。

(5)预防术后感染的要点

①翼状胬肉手术虽然是眼表的常规手术,仍要注意围手术期治疗,术前应用抗生素滴眼液清洁结膜囊。

②患有急性结膜炎、睑缘感染、睑腺炎、慢性泪囊炎是翼状胬肉手术的绝对禁忌证。严重干眼、病毒性结膜炎、沙眼等疾病应治疗后再手术。

③注意患者全身状态,感冒、发热、糖尿病及其他全身影响手术愈合的疾病需先给予内科治疗。

④严格选择治疗性角膜绷带镜,勿用其他角膜接触镜替代。

⑤一旦发现胬肉切除的创面有感染发生,立即取下绷带镜给予抗感染治疗。

三、术后角膜毒性反应的特点、原因、预防和处理

1. **术后角膜毒性反应的临床特点** 翼状胬肉术后出现急性眼刺激症状,结角膜水肿、角膜上皮剥脱、角膜基质混浊水肿,视力下降,发病 1~2 天后角膜知觉下降,角膜神经纤维消失(图 1-2-16、图 1-2-17)。

2. **术后角膜毒性反应原因分析** 翼状胬肉术后诱发局部药物毒性反应,包括局部应用麻药、角膜绷带镜的保存液、患者对角膜绷带镜的过敏反应等等[49~56],导致角膜上皮大片剥脱,而此时患者并无明显眼痛等刺激症状,角膜共聚焦镜检查显示角膜神经纤维缺失。

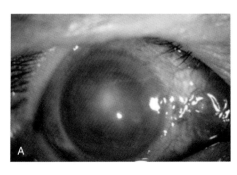

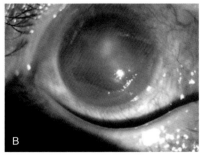

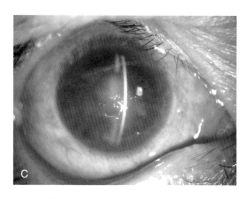

图 1-2-16 右眼翼状胬肉单纯切除术后应用治疗性绷带镜,1 天后眼痛异物感,取下绷带镜

A、B. 术后 3 天,角膜混浊、水肿、大片角膜上皮剥脱缺损,瞳孔为药物散大;视力:0.02,角膜知觉明显减退,翼状胬肉切除处结膜缝线在位,翼状胬肉术后诱发局部药物毒性反应和病毒感染;C. 术后 10 天,角膜水肿混浊明显减轻,角膜上皮大部分生长,仅留一小片状上皮缺损,视力:0.15

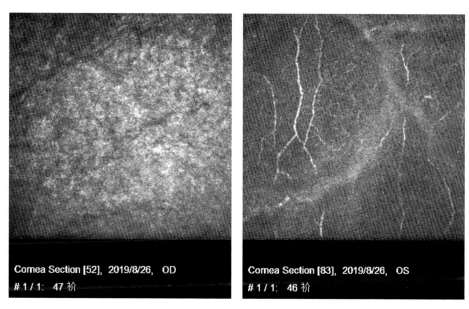

图 1-2-17 图 1-2-16 患者角膜共聚焦显微镜检查:术后角膜毒性反应,右眼角膜神经纤维消失,左眼(健眼)角膜神经纤维正常

3. **术后角膜毒性反应的处理** 取下角膜绷带镜,局部应用激素、人工泪液滴眼,抗生素、抗病毒滴眼液预防感染,局部和全身给予神经营养剂支持疗法治疗明显好转。翼状胬肉虽然是常见眼病,但个体差异较大,可能会出现不常见或极少见的术后并发症,因此诊治过程务必规范、严谨。本病例治疗用药:0.3% 左氧氟沙星滴眼液,每日 4 次,低浓度激素 0.1% 氟米龙滴眼液,每日 3 次,不含防腐剂玻璃酸钠滴眼液,每日 6 次,维生素 B_{12} 滴眼液,每日 3 次(增加睫状肌有氧代谢),维生素 C 静脉滴注,口服 B 族维生素等。

四、术后结角膜囊肿的特点、原因、预防和处理

1. 术后结角膜囊肿的临床特点　翼状胬肉术后球结膜下或角膜层间形成透明或半透明囊样物(图 1-2-18~ 图 1-2-20),通常与手术中上皮植入相关,分离和剪除结膜及结膜下纤维增生的血管组织时,上皮细胞植入结膜下增生成团、中央部分发生变性液化形成囊腔,腔内为透明液体,囊壁由上皮细胞组成,薄而透明,多数位于角膜缘复发的胬肉组织内[57~59]。

2. 术后结角膜囊肿形成原因分析　翼状胬肉切除时创缘不整齐,表面上皮细胞层破坏,分离胬肉组织时创面过深不光滑,利于上皮细胞植入层间或球筋膜下方,术后炎性反应较重,刺激上皮增生。

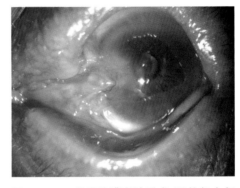

图 1-2-18　术后结膜囊肿形成,翼状胬肉复发,囊肿形成、内侧结膜囊变浅、结构不完整

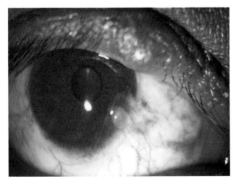

图 1-2-19　术后角膜囊肿,翼状胬肉复发,形成角膜层间囊肿

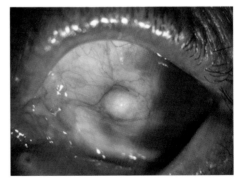

图 1-2-20　术后角膜囊肿

翼状胬肉复发,角膜基质混浊形成瘢痕,复发的胬肉组织中和角膜层间形成较大囊肿

3. 术后结角膜囊肿的处理及预防　谨慎剥离囊肿周围组织,如果囊肿仅位于角巩膜表面,将囊肿切除,眼表按复发胬肉、结膜囊变形手术修复,如

果位于角巩膜层间,需要彻底切除后行板层角膜移植,方可避免复发和恢复眼表。

翼状胬肉术后形成结膜下甚至角膜层间囊肿,都会伴随翼状胬肉的复发,翼状胬肉切除时尽量保留胬肉组织体部的结膜上皮,保证结膜上皮组织的最大化,清除结膜下纤维血管膜时应用无齿纤维镊提拉固定球结膜边缘,创面边缘结膜下无增生的组织,特征是边缘整齐光滑,不向内侧卷曲收缩。

切除正常的移植结膜组织时,局部浸润麻醉时注射针头斜面向上,刺穿球结膜上皮后注药,使球结膜上皮组织与结膜下筋膜囊分离,剪刀水平分离时尽量不破坏筋膜囊,分离取下的移植片薄、平坦、不皱缩、不含有筋膜囊组织、边缘整齐,对位移植到翼状胬肉切除之巩膜表面。

由于移植片和植床处球结膜均为上皮组织,对位缝合跨度不宜过大,缝合后创口平坦(图 1-2-21A),边缘不要卷曲到内面(图 1-2-21B),否则上皮组织在内面愈合慢,代偿性增生,翼状胬肉易复发。结膜下筋膜组织分离不彻底,加之边缘粗糙上皮细胞易植入结膜下形成囊肿。

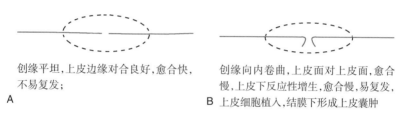

创缘平坦,上皮边缘对合良好,愈合快,不易复发;

A

创缘向内卷曲,上皮面对上皮面,愈合慢,上皮下反应性增生,愈合慢,易复发,上皮细胞植入,结膜下形成上皮囊肿

B

图 1-2-21　翼状胬肉移植的结膜上皮层与植床结膜上皮组织缝合的示意图

五、术后免疫反应性角膜炎的特点、原因、预防和处理

1. 术后免疫反应性角膜炎的临床特点　眼表组织无论结膜还是角膜都存在免疫细胞,包括淋巴细胞、朗格汉斯细胞等,主要位于角膜边缘处,正常时处于安静状态,翼状胬肉手术刺激后可以激活免疫细胞诱发角膜结膜等变态反应发生,表现为远离胬肉切除处角膜周边部圆形、椭圆形等上皮基质浸润混浊(图 1-2-22、图 1-2-23)。

2. 术后免疫反应性角膜炎的原因分析

(1)翼状胬肉术后葡萄球菌边缘性角膜炎,主要是眼睑存在的葡萄球菌抗原激发了角膜免疫反应,免疫复合物沉积于周边角膜导致的Ⅲ型超敏反应[60,61]。临床表现:典型的病变平行于角膜缘一个或多个局部周边角膜基质浸润,与角膜缘之间有 1~2mm 透明角膜间隔区,随着病情发展基质浸润区上皮缺损可出现浅溃疡。

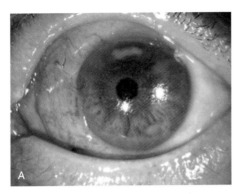
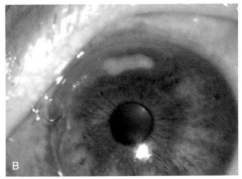
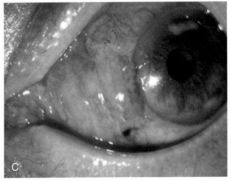

图 1-2-22　术后角膜免疫反应,翼状胬肉切除联合结膜上皮移植术后 3 天角膜上方和下方近边缘处出现上皮和基质浸润、混浊,应用大剂量抗生素治疗无效

A. 翼状胬肉切除、结膜移植处充血、轻度水肿,其他部位球结膜轻度充血,角膜正上方和颞下方各一片状灰白色混浊,距离角膜缘有透明区,无新生血管;B. 角膜混浊区边界清晰,表面炎症反应较轻,其周围角膜透明;C. 翼状胬肉切除、结膜移植手术反应轻微、移植片大小位置创缘对合良好、胬肉头部切除处角膜无感染。内侧球结膜半月皱襞、泪阜完整无移位变形,眼表结构完整

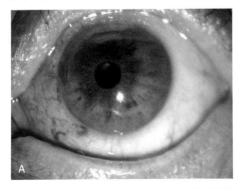
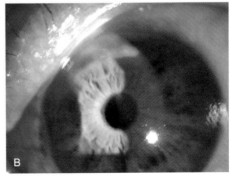

图 1-2-23　图 1-2-22 患者经过抗生素和激素滴眼液治疗 1 周后好转

A. 角膜上皮大部分光滑透明,球结膜移植片愈合良好;B. 角膜浸润处明显吸收,混浊减轻、范围缩小

（2）翼状胬肉手术看似是简单的眼表手术，但手术部位位于角结膜缘，刺激角膜边缘的免疫细胞，加之术前没有应用或未充分应用抗生素，还有患者个体高敏感的免疫应答反应等均可导致此类病变发生。

3. **术后免疫反应性角膜炎的治疗方法**　主要是抑制免疫反应，应用糖皮质激素和抗生素，0.3%左氧氟沙星每日4次。妥布霉素地塞米松滴眼液每日3次滴眼。此病例再次提示：翼状胬肉作为眼表常见病、多发病，手术治疗看似简单，仍可能存在多种术后并发症和手术相关的结角膜疾病。

第三节　预防和减少翼状胬肉术后并发症的临床要点

对于翼状胬肉手术的认知，无论医生还是患者常常误认为是简单的眼表手术，一旦出现上述并发症都是棘手的事情，因此能够有效规避或减少并发症具有更重要的临床意义。

1. 高度重视手术的重要性和评估风险，虽然是外眼手术，仍严格按照眼科手术的围手术期准备，关注术前泪膜、睑缘、泪道等病变，及时给予治疗。

2. 充分掌握眼表的基础解剖生理功能，结膜、角膜、巩膜的各层组织结构和血液循环。

3. 掌握翼状胬肉的病变特点，以及与周围组织的关系包括角膜、巩膜、筋膜囊、结膜囊穹窿部、半月皱襞、泪阜等，手术原则是胬肉切除，保护和恢复这些眼表组织的正常结构和功能，达到治疗、保持完好的视功能和眼部美容的效果（图1-3-1）。

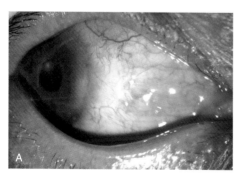
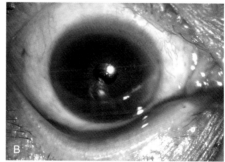

图1-3-1　胬肉切除 + 自体结膜移植术
A. 术后1个月，移植的结膜上皮组织完全愈合；B. 术后1年，无复发，上下结膜囊、内侧眼表恢复正常

4. 对于复发或出现并发症的患者,尽量应用激素、干扰素滴眼液等滴眼,待炎性反应稳定后再手术。胬肉切除部位组织经过炎性反应 - 组织增生 - 伤口收缩 - 组织重建塑形等,大约半年以后修复完成,组织架构稳定,瘢痕软化,眼表结膜下活跃的成纤维细胞等处于常态化,再行二次手术[3,40]。不要发现胬肉复发立即再次扩大范围切除,再复发再切除,使眼表组织越切缺损越多,造成更严重的损伤变形。

5. 复发翼状胬肉手术需要彻底切除结膜下的瘢痕组织,角膜混浊变性范围小,表面瘢痕切除即可,若角膜受累较深需切除角膜基质者需要联合板层角膜移植术(图 1-3-2)。

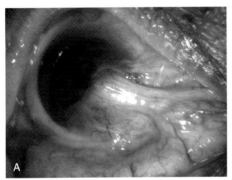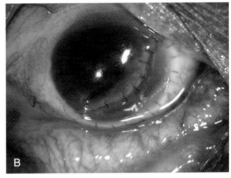

图 1-3-2　复发性翼状胬肉

A. 三次手术后三次复发性翼状胬肉,手术切除范围越做越大,越做越深,睑球粘连及角膜基质混浊,结膜囊和角膜失去正常结构;B. 复发胬肉切除、结膜囊成形及联合深板层角膜移植术(DALK)、羊膜移植术后 1 年余,胬肉无复发,大部分角膜保持透明、瞳孔区角膜完全正常,维持了正常的视功能;结膜囊成形后、外观和眼球运动恢复良好

6. 术后发生严重感染和角膜溃疡或导致严重角结膜病变时应及时转诊角膜病专科医生治疗。

> **小结**:翼状胬肉是眼表常见病,诊治不当会导致严重并发症。掌握其病变特点,手术注意细节,即可有效规避各种术后并发症,保持和恢复正常的眼表结构。

参 考 文 献

[1] AUSTIN P, JAKOBIEC FA, IWAMOTO T. Elastodysplasia and elastodystrophy as the pathologic bases of ocular pterygia and pinguecula. Ophthalmology, 1983, 90 (1): 96-109.

［2］ COSTER D. Pterygium—an ophthalmic enigma. Br J Ophthalmol, 1995, 79 (4): 304-305.

［3］ 葛坚, 刘奕志. 眼科手术学. 3 版. 北京: 人民卫生出版社, 2018: 127-131.

［4］ 李凤鸣, 谢立信. 中华眼科学. 3 版. 北京: 人民卫生出版社, 2014: 1253-1254.

［5］ TAN DT, CHEESP, DEARKB, et al. Effect of pterygium morphology on pterygium recurrence in a controlled trial comparing conjunctival autografting with bare sclera excision. Arch Ophthalmol, 1997, 115 (10): 1235-1240.

［6］ HIRST LW. Recurrence and complications after 1000 surgeries using pterygium extended removal followed by extended conjunctival transplant. Ophthalmology, 2012, 119 (11): 2203-2210.

［7］ KAUFMAN SC, JACOBS DS, LEE WB, et al. Options and adjuvants in surgery for pterygium: a report by the American Academy of Ophthalmology. Ophthalmology, 2013, 120 (1): 201-208.

［8］ KING JH JR. The pterygium; brief review and evaluation of certain methods of treatment. AMA Arch Ophthalmol, 1950, 44 (6): 854-869.

［9］ SANCHEZ-THORIN JC. A randomized trial comparing mitomycin C and conjunctival autograft after excision of primary pterygium. Am J Ophthalmol, 1996, 121 (3): 333-334.

［10］ LEWALLEN S. A randomized trial of conjunctival autografting for pterygium in the tropics. Ophthalmology, 1989, 96 (11): 1612-1614.

［11］ SINGH G, WILSONMR, FOSTER CS. Mitomycin eye drops as treatment for pterygium. Ophthalmology, 1988, 95 (6): 813-821.

［12］ MAHAR PS, NWOKORA GE. Role of mitomycin C in pterygium surgery. Br J Ophthalmol, 1993, 77 (7): 433-435.

［13］ MASTROPASQUA L, CARPINETO P, CIANCAGLINI M, et al. Long term results of intraoperative mitomycin C in the treatment of recurrent pterygium. Br J Ophthalmol, 1996, 80 (4): 288-291.

［14］ CALIŞKAN S, ORHAN M, IRKEÇ M. Intraoperative and postoperative use of mitomycin-C in the treatment of primary pterygium. Ophthalmic Surg Lasers, 1996, 27 (7): 600-604.

［15］ FRUCHT-PERY J, SIGANOS CS, ILSAR M. Intraoperative application of topical mitomycin C for pterygium surgery. Ophthalmology, 1996, 103 (4): 674-677.

［16］ 吴铁兰, 陈姚若, 袁秀英. 干扰素 a-2b 与丝裂霉素 C 用于复发性胬肉的临床对比研究. 眼科研究, 2005, 23 (4): 357-357.

［17］ 刘奎香, 赵桂秋, 孔庆兰, 等. 复发性翼状胬肉的治疗分析. 国际眼科杂志, 2008 (11): 2354-2355.

［18］ GOLCHIN B1, BUTLER TK, ROBINSON LP, et al. Long-term follow-up results of lamellar keratoplasty as a treatment for recurrent pterygium and for scleral necrosis induced by beta-irradiation. Cornea, 2003, 22 (7): 612-618.

［19］ ESQUENAZI S. Treatment of early pterygium recurrence with topical administration of interferon alpha-2b. Can J Ophthalmol, 2005 40 (2): 185-187.

［20］ FAN HY, CHEN ZL. The efficacy of fascial granuloma excision with conjunctival autografting after pterygium surgery. Graefes Arch Clin Exp Ophthalmol, 2018, 256 (10): 1933-1938.

［21］WANG G, DONG N, WANG Y. Epithelial dysplasia in pterygium postoperative granuloma. Exp Eye Res, 2018, 175: 199-206.

［22］MOHAMMED I. Pre-and intraoperative mitomycin C for recurrent pterygium associated with symblepharon. Clin Ophthalmol, 2013, 7: 199-202.

［23］TSUJI A, KAWAI K, FAN H, et al. Case in which tranilast ophthalmic solution was thought to be effective for the prevention of symblepharon and recurrence after pterygium surgery. Tokai J Exp Clin Med, 2011, 36 (4): 120-123.

［24］宫玉波. 角膜缘上皮移植治疗眼表疾病的临床研究. 南方医科大学, 2005.

［25］王新刚, 韩春茂. 真皮损伤后完全修复的可能性. 中华损伤与修复杂志 (电子版), 2007, 2 (3): 138-141.

［26］TSENG SC, TSUBOTA K. Important concepts for treating ocular surface and tear disorders. Am J Ophthalmol, 1997, 124 (6): 825-835.

［27］陈家祺. 眼表疾病与眼表重建. 眼科, 2002, 11 (2): 68-74.

［28］谢立信. 眼表重建手术及其未来. 眼科新进展, 2001, 21 (3): 145-148.

［29］李凤鸣, 谢立信. 中华眼科学. 3 版. 北京: 人民卫生出版社, 2014: 137.

［30］PRABHASAWAT P, BARTON K, BURKETT G, et al. Comparison of conjunctival autografts, amniotic membrane grafts, and primary closure for pterygium excision. Ophthalmology, 1997, 104 (6): 974-985.

［31］ANG LP, TAN DT, CAJUCOM-UY H, et al. Autologous cultivated conjunctival transplantation for pterygium surgery. Am J Ophthalmol, 2005, 139 (4): 611-619.

［32］SOLOMON A, PIRES RT, TSENG SC. Amniotic membrane transplantation after extensive removal of primary and recurrent pterygia. Ophthalmology, 2001, 108 (3): 449-460.

［33］SHIMAZAKI J, SHINOZAKI N, TSUBOTA K. Transplantation of amniotic membrane and limbal autograft for patients with recurrent pterygium associated with symblepharon. Br J Ophthalmol, 1998, 82 (3): 235-240.

［34］ACCORINTI M, GILARDI M, GIUBILEI M. Corneal and scleral dellen after an uneventful pterygium surgery and a febrile episode. Case Rep Ophthalmol, 2014, 5 (1): 111-115.

［35］TSAI YY, LIN JM, SHY JD. Acute scleral thinning after pterygium excision with intraoperative mitomycin C: a case report of scleral dellen after bare sclera technique and review of the literature. Cornea, 2002, 21: 227-229.

［36］SAFIANIK B, BEN-ZION I, GARZOZI HJ. Serious corneoscleral complications after pterygium excision with mitomycin C. Br J Ophthalmol, 2002, 86: 357-358.

［37］刘家琦, 李凤鸣. 实用眼科学. 3 版. 北京: 人民卫生出版社, 2018: 249.

［38］MARK J M, EDWARD J H. 角膜. 史伟云, 译. 北京: 人民卫生出版社, 2018: 29.

［39］ALLANSMITH MR, OSTLER HB, BUTTERWORTH M. Concomitance of bacteria on various areas of the eye. Arch Ophthalmol, 1969, 82 (1): 37-42.

［40］张孝凯. 翼状胬肉 47 例的术后分析 (摘要). 中华眼外伤职业眼病杂志, 1990 (S1): 579.

［41］ 张德恕, 李晶, 夏冉, 等. 6 例翼状胬肉切除术后并发角巩膜病变的回顾性分析. 实用防盲技术, 2013 (04): 38-40.

［42］ 亚洲干眼协会中国分会, 海峡两岸医药交流协会眼科专业委员会眼表与泪液病学组. 我国翼状胬肉围手术期用药专家共识 (2017 年). 中华眼科杂志, 2017, 53 (009): 653-656.

［43］ YOUNG AL, LEUNG GY, WONG AK, et al. A randomised trial comparing 0.02% mitomycin C and limbal conjunctival autograft after excision of primary pterygium. Br J Ophthalmol, 2004, 88 (8): 995-997.

［44］ BISWAS MC, SHAW C, MANDAL R, et al. Treatment of pterygium with conjunctival limbal autograft and mitomycin C—a comparative study. J Indian Med Assoc, 2007, 105 (4): 200.

［45］ AKINCI A1, ZILELIOGLU O. Comparison of limbal-conjunctival autograft and intraoperative 0. 02% mitomycin-C for treatment of primary pterygium. Int Ophthalmol, 2007, 27 (5): 281-285.

［46］ SHARMA A, GUPTA A, RAM J, et al. Low-dose intraoperative mitomycin-C versus conjunctival autograft in primary pterygium surgery: long term follow-up. Ophthalmic Surg Lasers, 2000, 31 (4): 301-307.

［47］ ARI S, CACA I, YILDIZZÖ, et al. Comparison of mitomycin C and limbal-conjunctival autograft in the prevention of pterygial recurrence in Turkish patients: A one-year, randomized, assessor-masked, controlled trial. Curr Ther Res Clin Exp, 2009, 70 (4): 274-281.

［48］ 中国健康管理协会接触镜安全监控与视觉健康专业委员会. 中国治疗用绷带镜临床应用专家共识 (2019 年). 中华眼科杂志, 2019, 55 (6): 405-412.

［49］ KIM BY, RIAZ KM, BAKHTIARI P, et al. Medically reversible limbal stem cell disease: clinical features and management strategies. Ophthalmology, 2014, 121 (10): 2053-2058.

［50］ MARK J M, EDWARD J H. 角膜. 史伟云, 译. 北京: 人民卫生出版社, 2018: 1169-1170.

［51］ NOECKER R. Effects of common ophthalmic preservatives on ocular health. Adv Ther, 2001, 18 (5): 205-215.

［52］ PFISTER RR, BURSTEIN N. The effects of ophthalmic drugs, vehicles, and preservatives on corneal epithelium: a scanning electron microscope study. Invest Ophthalmol, 1976, 15 (4): 246-259.

［53］ LEMP MA, ZIMMERMAN LE. Toxic endothelial degeneration in ocular surface disease treated with topical medications containing benzalkonium chloride. Am J Ophthalmol, 1988, 105 (6): 670-673.

［54］ TU EY. Balancing antimicrobial efficacy and toxicity of currently available topical ophthalmic preservatives. Saudi J Ophthalmol, 2014, 28 (3): 182-187.

［55］ PARIKH CH, EDELHAUSER HF. Ocular surgical pharmacology: corneal endothelial safety and toxicity. Curr Opin Ophthalmol, 2003, 14 (4): 178-185.

［56］ MCGEE HT, FRAUNFELDER FW. Toxicities of topical ophthalmic anesthetics. Expert Opin Drug Saf, 2007, 6 (6): 637-640.

［57］FRAUNFELDER FW. Corneal toxicity from topical ocular and systemic medications. Cornea, 2006, 25 (10): 1133-1138.

［58］HÜSEYIN CH, GÖKÇE G, METE A, et al. Non-recurrence complications of fibrin glue use in pterygium surgery: prevention and management. Open Ophthalmol J, 2015, 9: 159-163.

［59］DNKE-ELDER, SW. System of Ophthalmology. Saint Louis: The C. V. Mosby Company, 1974: 415.

［60］MARK J M, EDWARD J H. 角膜. 史伟云, 译. 北京: 人民卫生出版社, 2018: 885.

［61］李凤鸣, 谢立信. 中华眼科学. 3 版. 北京: 人民卫生出版社, 2014: 1289-1290.

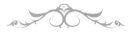

第二章
白内障手术相关性角结膜病变

白内障是由于晶状体混浊导致视力下降或失明的最常见眼病,尤其随着老龄化社会的到来,年龄相关性白内障发病率越来越高[1-3]。目前,白内障主要以手术治疗为主,手术方法主要包括:超声乳化白内障吸除术、小切口白内障摘除术、白内障囊外摘除术、白内障囊内摘除术等。无论哪种术式手术切口都在角膜、角膜缘或是靠近角膜的巩膜,均为眼内手术范围。

随着白内障手术设备、技术等的发展和提高,白内障手术时间缩短,单位时间内的手术量增加,成功复明率越来越高。常规的白内障超声乳化吸除术联合人工晶状体植入术已经成为最普及的术式[4]。

尽管现代白内障手术的切口小、无需缝线、愈合快,且对眼内组织的影响相对较小,但是术后仍有部分患者会因为角结膜病变,出现眼部异物感、眼红、眼痛、眼干涩,甚至较重的刺激症状,直接影响患者对手术的满意度;少数术后出现严重角结膜病变的患者,甚至会由此导致迁延性角膜上皮病变,或角膜内皮失代偿引起的大泡性角膜病变,以及角膜白斑形成,从而引起视力下降,重则失明。因此,白内障术后眼表健康,尤其是角膜结膜的健康,应引起眼科医生的高度重视。

第一节　术后角膜上皮病变

一、概述

白内障术后角膜上皮病变(也称为白内障术后角膜上皮细胞功能障碍)是指由于手术中和/或手术后各种相关因素导致的角膜上皮屏障功能与完整性破坏,引起角膜上皮细胞层混浊、水肿,部分或全层缺失的病理状态,其病理基础为:在无角膜缘干细胞功能失代偿的条件下,角膜上皮细胞再生、连接、黏附及移行功能异常[5,6]。

白内障术后角膜上皮病变的临床表现为眼部刺激症状即眼红、眼刺痛、畏光流泪、异物感、干涩感等,部分病例会因角膜神经功能异常而症状较轻,伴有视物模糊、视力波动或视力下降。眼表体征表现为:泪膜异常、干眼、弥漫性上皮点状脱失、角膜上皮糜烂、假树枝样角膜上皮混浊、角膜上皮缺损、局灶性水肿,以及角膜卷丝形成等。

二、角膜上皮病变的类型、特点、原因、预防和治疗

1. 干眼与点状上皮病变

(1)干眼与点状上皮病变临床特点

1)症状:白内障手术后数天患者术眼出现明显干涩、磨痛不适,视力尚好,或有轻度波动。

2)体征:患眼轻度充血,裂隙灯弥散光检查角膜尚透明,裂隙光带可见少量上皮轻度点状混浊或线样混浊。角结膜染色后可见角膜上皮点或线状着色,患者眼压多为正常,眼内人工晶状体位置良好,前房未见明显炎症反应(图 2-1-1、图 2-1-2)。

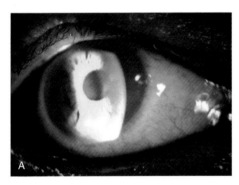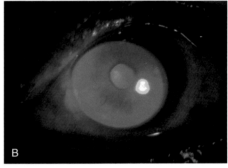

图 2-1-1　糖尿病患者超声乳化白内障术后,主诉眼干涩,异物感,视力波动,眼后节正常
A.丽丝胺绿染色,角膜结膜上皮点状和簇状染色;B.同一患者荧光素染色,角膜上皮点状染色,结膜无着色

(2)干眼与点状上皮病变原因分析

1)术前干眼:老年患者术前就存在泪膜异常或干眼症状。虽然现代白内障手术的切口小,但是围手术期频繁应用抗生素、术中聚维酮碘结膜囊消毒、频滴表面麻醉药物,术后抗生素、激素、非甾体抗炎剂的不合理应用等因素均可导致泪膜发生改变,从而加重术后干眼程度,引起角膜上皮细胞再生功能障碍。

2)患者有全身或眼表疾病:伴有糖尿病等全身代谢性疾病、高龄、睑板腺功能异常等患者,多数术前即存在角膜或结膜的上皮细胞病变,糖尿病患者还会伴

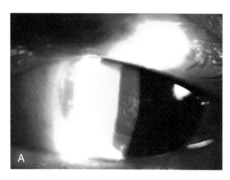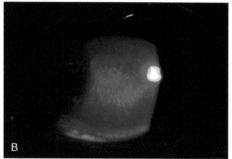

图 2-1-2　白内障超声乳化吸除术联合人工晶状体植入术后 2 周

A. 角膜中央区上皮干燥、细小点片状混浊,边界较清晰,无浸润;B. 同一患者,角膜荧光素染色可见角膜上皮着色

有角膜神经功能的异常,由此导致泪液水液分泌及黏蛋白分泌减少。手术过程可使结膜杯状细胞数量以及黏蛋白分泌的进一步减少,引起泪膜稳定性的下降,以及泪液渗透压的升高,导致干眼进入一种恶性循环,从而出现角膜上皮点状病变[7~12]。

注意点:

临床常规行角膜结膜荧光素染色,主要用于观察角膜上皮病变,对结膜上皮病变的显色往往不明显[13],图 2-1-1A 显示丽丝胺绿染色可较好显示结膜和角膜上皮的改变。

3) 因为睑裂区的泪膜蒸发快,加之随着年龄增长,眼轮匝肌功能下降,瞬目等次数减少和瞬目不全[14],因此不能保证每次瞬目时将泪膜光滑平铺于整个眼表表面,导致角膜上皮病变多首先出现于睑裂区和角膜的下周边区。

注意点:

白内障术后患者出现术眼的异物感、干涩、视物模糊或视力波动,应考虑到泪液异常所致;早期轻微的角膜上皮点状病变可通过完整泪膜的恢复而修复,但是角膜上皮病变较重时,则需要药物治疗。

(3) 干眼与点状上皮病变预防与处理

1) 预防:术前注意泪膜和眼表状态,尤其注意检查睑缘和睑板腺功能等;术前结膜囊滴入表面麻醉药物时患者头部平躺,眼药滴入下结膜囊后,提起上眼睑使药物充满结膜囊中,反复给药 3 次即可达到有效的表面麻醉效果。临床容易出现的问题是患者坐位滴药,表面麻醉剂滴到下穹窿结膜囊中,闭眼后麻药主要作用到眼表中下方,上方未达到麻醉有效效果,因此术中医生会认为表面麻醉药滴的量不足而频繁滴注表面麻醉药物,由此导致表面麻醉剂的角结膜药物毒性反应(图 2-1-3)。

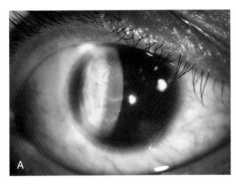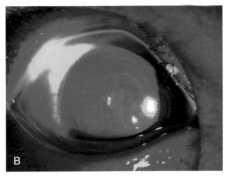

图 2-1-3　超声乳化白内障 + IOL 植入术后 1 周

A. 结膜充血较轻,角膜上皮干燥、混浊、无浸润;B. 角膜荧光素染色呈现轻度细点状着色,边界清晰限局,染色区域主要位于睑裂处,同时可见泪膜破裂;患者主诉眼红、明显异物感,治疗 1 个月好转

　　术中结膜囊消毒的重点是结膜,尤其穹窿部结膜,以及睑缘,因此消毒过程中应注意保护角膜,冲洗结膜囊时,避免直接冲洗角膜表面,尽量翻转上下眼睑使穹窿结膜冲洗干净以防止消毒液残留,残留的聚维酮碘会对结角膜上皮细胞造成损伤[15]。

　　无论白内障手术是哪种术式或者切口,位于透明角膜或角巩膜缘,都会造成角膜的神经纤维断裂,角膜缘神经纤维丛的完整性对于维持泪膜和上皮代谢具有重要作用[16],尤其对于有糖尿病的患者应该注意检查角膜知觉是否异常。

　　2)处理:术后常规预防感染抗炎治疗时及时应用人工泪液和眼膏,保持或尽快恢复正常泪膜,选择对的眼药剂型很重要,应用眼膏可以减少用药次数、药物抗炎作用时间长、保持结膜囊润滑和完整泪膜,及时治疗均可使角膜上皮恢复正常。

　　给予无防腐剂的人工泪液、促进眼表黏蛋白分泌的药物,以及促进角膜上皮修复的滴眼液治疗(图 2-1-4)。

　　对于有睑缘炎或睑板腺功能障碍的患者应同时给予针对性治疗。

　　注意点:

　　角膜点状上皮病变为白内障术后角膜上皮细胞功能障碍早期的表现,如能及时诊断与处理,排除可能的病因,往往会收到良好效果(图 2-1-4)。

　　此期的治疗重点在于减少或暂停有可能对角膜上皮造成损伤的药物,给予保护角膜上皮,以及促进角膜上皮修复的药物。

　　2. 片状角膜上皮病变及前基质混浊

　　(1)片状角膜上皮病变及前基质混浊临床特点

　　1)症状:白内障术后眼内恢复正常,眼表无感染征象,而患者术后早期出现眼红、异物感较重、视力模糊,病变未治愈前角膜异物感症状持续无缓解。

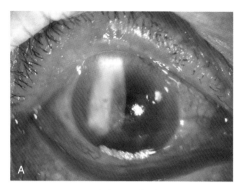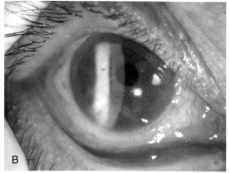

图 2-1-4　患者 81 岁,糖尿病 10 余年,白内障超声乳化吸除术 + IOL 植入术后
A. 角膜中央区上皮点簇状灰白色轻度混浊,角膜基质无水肿,瞳孔圆形居中;B. 治疗 1.5
个月后角膜恢复透明

　　2)体征:检查可见角膜上皮出现片状混浊,轻度水肿,部分患者会出现角膜
上皮的片状剥脱,多位于角膜中央区;当角膜上皮片状混浊或剥脱不能及时修
复时,会导致病灶区的角膜前基质发生混浊,愈合后留有薄翳或斑翳。角膜内皮
细胞检查正常(图 2-1-5、图 2-1-6)。多见于患有糖尿病的患者。

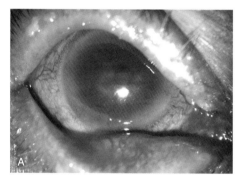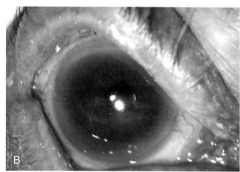

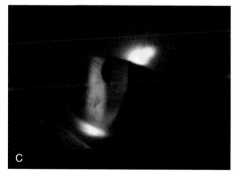

图 2-1-5　患者 85 岁,白内障超声乳化吸除术 +
IOL 植入术后眼红、异物感、视物不清 3 周
A. 角膜中央上皮明显灰白色混浊,伴有轻度水
肿;B. 治疗 2 个月后角膜上皮光滑,前基质轻
度陈旧性混浊,视力 0.3 ;C .1 年多后裂隙灯的
裂隙光带检查显示角膜前基质极轻微混浊

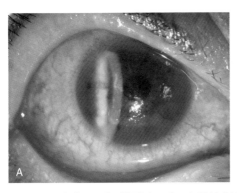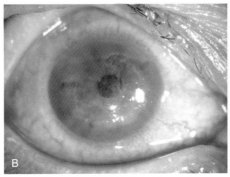

图 2-1-6 患者 54 岁,糖尿病 7 年,血糖控制欠佳,白内障超声乳化吸除术 + IOL 植入术后 1 个月,术后即出现角膜中央上皮破损,愈合不良,持续 1 个月逐渐范围扩大,眼刺激症状重
A. 角膜上皮干燥、片状与线状混浊;B. 治疗 20 余天后角膜干燥混浊略减轻,出现半月形上皮剥脱,视力 0.3

注意点:

白内障术后角膜上皮病变与 HSK(herpes simplex keratitis,HSK)上皮型容易混淆,如果将术后角膜上皮细胞功能障碍误诊为 HSK,频繁应用抗病毒药物可加重眼表损伤。如果患者为术后单纯疱疹病毒性角膜炎上皮型的复发,应用糖皮质激素会加重 HSK 的严重程度,因此二者的鉴别诊断非常重要(图 2-1-7)。

白内障术后角膜上皮病变与 HSK 上皮型两者鉴别要点:一是 HSK 因病毒潜伏在三叉神经节破坏角膜神经功能,所以角膜知觉下降,眼刺激症状相对较轻,可出现症状与体征不符的现象。二是荧光素染色后上皮病变的形态,病毒首先在角膜上皮下形成小水泡,破溃后形成树枝样浅溃疡,且末端膨大[17](图 2-1-8)。而角膜上皮细胞功能障碍的患者角膜上皮为假树枝着色,虽然角膜上皮有缺损,但未形成溃疡,故着色仅为线条状或线片状,病变范围越到末梢越细[18~23]。

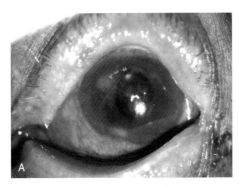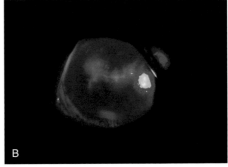

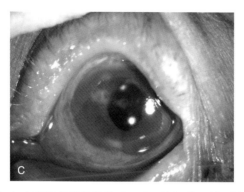

图 2-1-7　患者 84 岁,白内障超声乳化吸除术 +IOL 植入术,反复异物感、眼痛、畏光流泪,眼睑痉挛 3 个月,曾诊断为"单纯疱疹病毒性角膜炎",抗病毒治疗无好转

A.睫状充血,角膜中央片状不规则混浊,上下方角膜缘混浊和新生血管形成。瞳孔纵椭圆形;B.角膜荧光素染色类似树枝样着色,但无明显末端膨大的荧光素充盈;C.给予干眼、角膜上皮病变治疗 3 个月后痊愈,2 年后复诊无复发,角膜大部分恢复透明,遗留轻度角膜斑翳

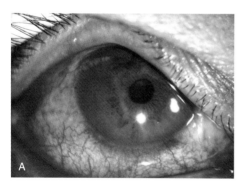
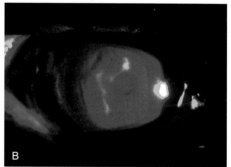

图 2-1-8　单纯疱疹病毒性角膜炎上皮型,树枝状角膜溃疡

A.睫状充血较重,眼异物感症状轻,角膜上皮树枝状混浊和肿胀的上皮边界;B.角膜荧光素染色,树枝状着色,其末端膨大

(2)片状角膜上皮病变及前基质混浊原因分析

1)术前干眼,尤其糖尿病患者由于神经纤维密度降低,角膜知觉减退,瞬目次数减少,泪液分泌降低,糖尿病患者泪液分泌量的异常与其糖尿病角膜病变的发展相关,糖尿病病史越长、病情越重、泪膜改变越重。角膜上皮细胞增生减少,角膜上皮层变薄,上皮基底膜异常,上皮下糖原颗粒沉着,均影响角膜上皮的代谢,容易继发反复性上皮糜烂[24~26]。

糖尿病患者术前需重视眼表病变,出现角膜病变时已是眼表破坏的中晚期,所有的眼表病变特点均是结膜上皮细胞损伤缺失早于角膜上皮,必要时可进行丽丝胺绿染色检查或裂隙灯装置特殊滤镜检查结膜的荧光素染色情况,Nichols等研究认为干眼患者眼表结膜染色较角膜染色更加稳定[27,28]。尤其经过青光眼、玻璃体切除术的患者发生干眼及上皮缺损的风险更高。

对于糖尿病患者白内障,眼科手术医生往往关注术前血糖控制在符合手术条件范围内,忽略术后血糖尤其是糖化血红蛋白的正常与否,患者术前准备手术时经常通过增加药物使血糖达到手术标准,但手术完成后未进一步监控血糖和内科治疗,对于术后眼表损伤的发生和修复均有影响。

2)术前消毒、围手术期药物刺激,以及局麻药频繁持续使用,引起角膜上皮点状剥脱,泪膜稳定性下降和角膜知觉减退,瞬目次数减少,泪液蒸发量增多[29-33]。术中未注意眼表暴露已处于干燥状态,即使超声乳化手术时间短,术中注意到角膜表面,而未关注上方暴露的球结膜表面更易干燥。

3)术后过多或过长时间应用抗生素、糖皮质激素和非甾体抗炎药滴眼液,导致药物毒性反应。为避免术后感染,同时多种药物频繁滴眼,可引起眼表药物毒性损伤,导致结膜杯状细胞数量减少,黏蛋白分泌下降,影响泪膜稳定性[34,35]。滴眼液中的防腐剂可破坏角膜上皮间的紧密连接,使角膜通透性增加,而且可与角膜上皮细胞膜的脂质结合,使细胞膜对水和各种离子的通透性增加,造成角膜上皮点状剥脱和 BUT(泪膜破裂时间)缩短,使泪膜稳定性下降导致干眼以及上皮产生毒副作用[36,37]。

4)睑缘炎和睑板腺功能障碍(MGD):MGD 患者术后早期眼表变化往往由手术因素引起,而术后晚期上皮损伤常与睑板腺及睑缘炎相关[38],另外需要注意内外眦部睑缘炎,临床上容易被忽略。

5)年龄较大的患者会出现眼轮匝肌功能障碍,主要表现为瞬目不全,不能使泪膜均匀平铺于眼表,泪膜不稳定,而且随着年龄增长,眼睑轮匝肌功能障碍会逐渐严重。曾做过整形美容手术(如祛眼袋等)的患者,眼袋整复术后可能出现下睑退缩、下睑外翻以及下睑凹陷等并发症[39-41]。这些并发症均会不同程度地影响睑板腺和泪膜功能。

(3)片状角膜上皮病变及前基质混浊预防与处理

1)治疗全身疾病:首先重视全身疾病的治疗,特别需要控制血糖,注意检查糖化血红蛋白(glycated hemoglobin,GHb),GHb 是衡量血糖控制的金标准和诊断管理糖尿病的重要手段[42,43],而不是通过术前一次空腹血糖水平决定白内障手术时机和围手术期管理。

2)强调术前眼表疾病,如严重干眼先治疗后再手术。术后常规应用人工泪液,选择广谱抗生素和毒性低、副作用小的激素和非甾体抗炎剂等联合用药,术后早期应用眼膏或凝胶效果更佳,其药效作用时间长,保持眼表润滑。

3)对于 MGD、眼睑轮匝肌功能障碍等患者,如果出现严重的或持续性角膜上皮病变可应用自体血清、治疗性角膜绷带镜或羊膜移植。羊膜移植手术联合配戴治疗用角膜绷带镜有利于角膜上皮修复,加速伤口关闭,减少角膜新生血管形成等并发症的产生,促进视力恢复;与人工泪液相比,自体血清可加快角膜上皮修复[44-46](图 2-1-9)。

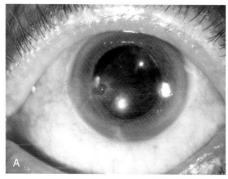
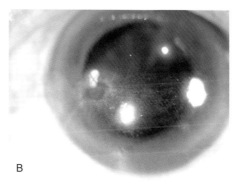
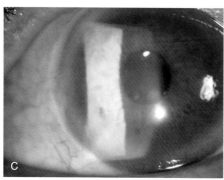

图 2-1-9　患者 71 岁,糖尿病 4 年,血糖药物维持正常,白内障超声乳化吸除术 + IOL 植入术后半个月,主诉持续异物感
A. 结膜轻度睫状充血,鼻下方轻度角膜上皮混浊;B. 高倍裂隙灯显微镜下可见睑裂处及下方大片角膜上皮混浊,并有片状缺损,比较低倍裂隙灯检查,病变严重得多;C. 经过 3 个月的治疗后痊愈,角膜恢复透明

　　4)必要时辅助应用神经营养剂治疗,如还原性谷胱甘肽作为一种角膜营养剂,对于 PRK(准分子激光光学角膜切削术)术后、营养代谢障碍、机械或化学与损伤性角膜上皮缺损疗效较好,对角膜损伤的修复起积极作用[47]。伴有严重神经营养障碍或眼睑异常者,可行睑裂缝合治疗[48]。无感染的角膜基质混浊,持续应用人工泪液和低浓度激素滴眼,可以减轻角膜混浊和瘢痕形成(图 2-1-10)。

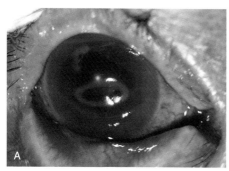
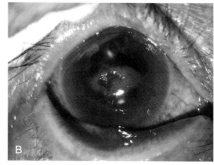

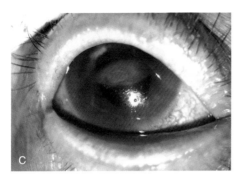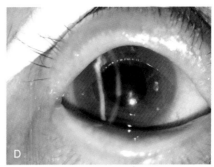

图 2-1-10　73 岁患者,独眼,糖尿病 20 年,白内障超声乳化吸除术 +IOL 植入术后即出现角膜中央混浊,视力欠佳,持续异物感

A. 白内障超声乳化术后即出现角膜中央上皮混浊,外院治疗 1 个月未愈,混浊达基质层,中心区上皮缺损,可见瞳孔变形,视力 0.08;B. 经过正规治疗 1 个月后,角膜上皮部分修复,但水肿混浊,仍有部分缺损;C. 治疗 2 个月后,角膜斑翳形成,继续低浓度激素联合人工泪液药物治疗,血糖控制良好;D. 术后 4 年多角膜薄翳,视力 0.25

注意点:

对于顽固性术后角膜上皮缺损不修复,或反复上皮缺损,在上述治疗方法无效时,可试用神经生长因子滴眼液,其有助于角膜上皮及角膜神经的修复[49]。

对于糖尿病术后角膜上皮缺损难以愈合者,可在人工泪液中加入每毫升 1 个国际单位的注射用胰岛素,局部点眼可加速上皮愈合[50]。

第二节　术后角膜内皮病变

一、概述

角膜内皮细胞是由六角形细胞组成的单层细胞,其细胞内含有"离子传输系统"而起到角膜"泵"的作用,使角膜基质处于含水量恒定状态,从而维持角膜透明性。因白内障手术尤其现代超声乳化手术是将手术器械伸入眼内,位于瞳孔区前后密闭下操作,有超声震动并产生热效应,易伤及角膜内皮细胞,特别是小眼球、浅前房、远视眼的患者更易发生。

Fuchs 角膜内皮营养不良早期、反复葡萄膜炎或病毒性角膜内皮炎等患者,术前角膜内皮细胞已经出现病变,或者检查角膜内皮细胞计数可能在正常范围,但角膜内皮细胞的形态和功能已经发生异常。当超声乳化白内障摘除手术时间长、术中超声能量、手术器械或人工晶状体植入操作不当,尤其白内障联合青光眼手术、白内障联合玻璃体手术等原因都是加重角膜内皮损伤的常见和重要原因。

角膜"泵"的功能失代偿后,白内障术后出现角膜上皮水肿、松解和剥脱,早期基质可逆性水肿(高渗剂或角膜绷带镜可以暂时使水肿减轻),长期则持续水肿并呈灰白色混浊。此时角膜内皮细胞失去六角形结构、数量明显减少、内皮水肿混浊,甚至内皮和后弹力层自角膜基质剥脱到前房中。

手术导致的角膜内皮病变出现角膜水肿、上皮大泡等可发生于术后第 1 天、术后数天、术后数周甚至数月。因为角膜的透明性和正常厚度有赖于内皮物理屏障功能和内皮细胞外浆膜上 Na^+-K^+-ATP 酶泵代谢活性,角膜内皮受到损伤,导致其数量、结构、功能的破坏,一些病例早期内皮细胞的活性尚可维持其透明,随着时间的推移逐渐失去代偿功能就可能引起角膜水肿;术后发生角膜内皮失代偿的时间文献记录为术后即刻至术后 18 个月[51-53],临床观察有一些患者术后 2 年出现严重的大泡性角膜病变。

二、角膜内皮病变的类型、特点、原因、预防和治疗

1. 轻度角膜内皮损伤

(1)轻度角膜内皮损伤的临床特点

1)症状:术后即出现眼刺激症状,异物感,视物可见,但欠清晰,部分患者也可在术后数月出现症状(图 2-2-1~ 图 2-2-3)。

2)体征:裂隙灯检查可见角膜上皮轻度混浊、水肿,角膜基质轻度水肿或后弹力层皱褶,混浊水肿区多位于角膜中央或上方切口附近。角膜共聚焦显微镜检查角膜中央区内皮细胞数量减少或形态异常,而周边透明角膜处内皮细胞数量正常。

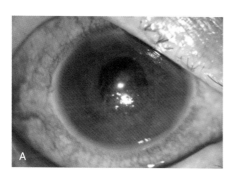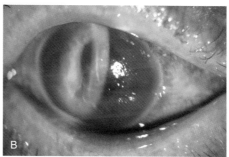

图 2-2-1　右眼白内障超声乳化术后 3 个月,眼红异物感,视物模糊

A. 右眼术后 3 个月,睫状充血、角膜混浊、瞳孔散大,眼压 12mmHg;B. 用裂隙光带照射显示瞳孔区角膜上皮基质内皮混浊水肿,后弹力层皱褶

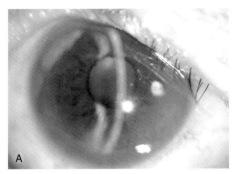
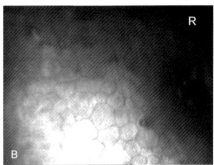
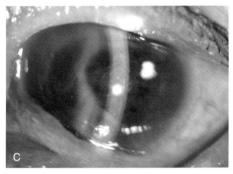

图 2-2-2　双眼 Fuchs 角膜内皮营养不良,术前未诊断,左眼超声乳化白内障吸除 + 青光眼小梁切除 + IOL 植入术后角膜水肿,做右眼检查时发现角膜内皮病变
A. 右眼角膜基质上皮正常,无水肿,角膜内皮滴状赘疣金箔样混浊(类似 KP 样沉着物);
B. 右眼角膜内皮数 700 个 /mm²,散在暗区形成;C. 左眼白内障 + 青光眼 + IOL 联合手术后 3 个月,角膜内皮、上皮混浊,基质水肿

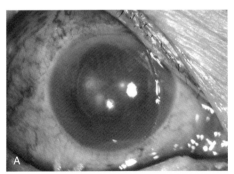
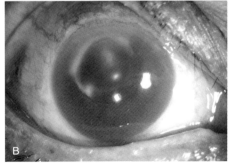

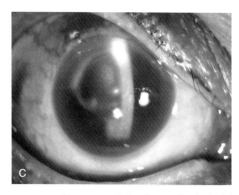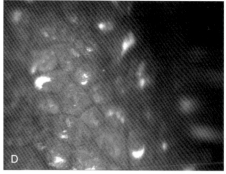

图 2-2-3　患者,女,62 岁,白内障超声乳化 + 小梁切除 + IOL 植入术后

A. 术后角膜上皮基质、内皮细胞水肿,后弹力层皱褶;B. 药物治疗和配戴角膜绷带镜 20 天后,结膜充血和角膜水肿明显减轻;C. 裂隙光带中显示下方角膜水肿吸收、中央及上方水肿减轻;D. 治疗后角膜共聚焦显微镜显示角膜内皮细胞面积增大,不规则形态,无正常的六角形细胞,角膜内皮细胞数 374 个 /mm^2

(2)轻度角膜内皮损伤原因分析

1)手术所致机械性损伤

角膜内皮损伤多数表现为术后即出现角膜中央和上方切口进入处角膜轻度上皮水肿,眼压正常,此时应用非接触眼压计检查无果时,可以应用回弹式眼压计检查,如果误认为术后炎性反应和高眼压导致的角膜水肿,给予加强应用抗生素、激素和非甾体抗炎剂治疗,并应用降眼压药物和促上皮生长药物治疗,但实际用药后症状一般无明显改善。此类角膜内皮损伤的常见原因是:超声乳化术中眼内器械靠前,能量过大,尤其单位时间内较多手术量时手术比较顺利,个体化手术细节关注不够等。

注意点:

术后当角膜上皮出现混浊水肿时应注意检查角膜基质和内皮层是否有水肿混浊,可以帮助鉴别是单纯角膜上皮损伤还是内皮损伤。

2)Fuchs 角膜内皮营养不良(Fuchs endothelial corneal dystrophy,FECD):FECD 于 1910 年命名[57]。早期表现:角膜后中央滴状高亮反光改变,此时多数患者无症状,在白内障手术前易误认为角膜后 KP 而忽略角膜内皮细胞的病变。目前大部分白内障患者术前检查常规应用角膜内皮镜,并以检测角膜内皮计数为主,容易忽略角膜内皮形态和变异,尤其病变位于中央区局部,常规行角膜内皮数检查时,如果检查位置偏于中央区在正常的角膜区域,显示角膜内皮计数完全正常,易漏诊。对于角膜内皮镜检查发现内皮细胞形态异常的患者,应进行角膜共聚焦显微镜检查,可发现角膜内皮细胞疣(也称角膜内皮小滴)以及形态异常,即典型的 Fuchs 角膜内皮营养不良的内皮病变。

注意点：

在行超声乳化手术时使原本病变角膜内皮进一步损伤,术后角膜内皮细胞功能失去代偿能力。建议白内障患者术前常规检查双眼,特别是发现疑似角膜后沉着物(KP)时,角膜内皮检查医生或技术员需要检查角膜多个部位,不仅注意角膜内皮细胞数量还要观察形态,行角膜共聚焦显微镜检查非常必要。

(3)轻度角膜内皮损伤的预防和处理

术前角膜内皮细胞充分检查评估,尤其特殊小眼球、内皮细胞形态变异比例较大、青光眼术后、角膜内皮营养不良者手术时需特殊调整超声乳化参数,术中精细处理。

术后发现角膜内皮有损伤时及时药物治疗,角膜上皮水肿大泡形成较重或患者眼刺激症状较重时,除给予人工泪液或眼用凝胶外,可配戴治疗性角膜绷带镜,防止和减轻破损的角膜上皮细胞的刺激症状,避免眼睑与角膜大泡之间的摩擦、促进角膜愈合,机械性支持与保护、封闭角膜创口,维持眼表湿润和药物载体等[58~60]。

当角膜内皮细胞损伤水肿时,应用角膜绷带镜可以压迫角膜上皮,阻挡房水经角膜内皮和上皮渗漏,使角膜内皮细胞处于相对安静状态,有利于内皮细胞功能的恢复。但应用时需特别注意预防角膜感染,常规应用抗生素滴眼液。

2. 角膜内皮细胞功能失代偿

(1)角膜内皮细胞功能失代偿临床特点

1)症状:术后视力不提高或下降,或术后视力较好,但逐渐出现下降。眼红、异物感,间断性剧烈眼磨、眼刺激症状重。

2)体征:轻度睫状充血,上皮水泡破溃后睫状充血加重。局限性内皮失代偿表现为角膜内皮损伤对应的部位角膜基质上皮水肿,角膜内皮细胞损伤范围广,或者角膜后弹力层剥脱,则出现全角膜水肿。伴随角膜上皮大泡形成,角膜渗漏水肿加重大泡破溃,水泡破裂后基质内水分排出,上皮细胞逐渐愈合,但随着基质内水液渗出再次形成大泡再次破溃,周而复始,导致角膜内皮细胞功能失代偿[54~56](图2-2-4、图2-2-5)。

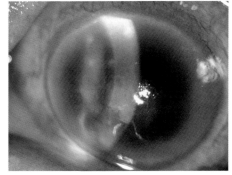

图 2-2-4　白内障超声乳化术后 2 年,眼红、眼痛、异物感 8 个月,角膜全层水肿,上皮形成小水泡,下方角膜上皮破溃

因房水经内皮渗漏到基质达上皮层内,角膜上皮细胞早期形成微囊样改变,逐渐发展形成上皮大水泡,随着渗透压的增加,大泡破裂,导致上皮缺损,病变时间久后会导致角膜新生血管形成(图2-2-6~ 图2-2-8)。

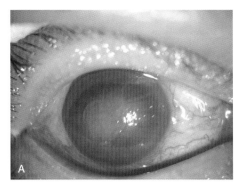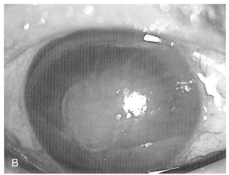

图 2-2-5　白内障超声乳化术后角膜内皮失代偿，角膜上皮大水泡形成

A. 角膜中央区为主混浊水肿、角膜基质放射状混浊和后弹力层皱褶；B. 高倍裂隙灯显微镜下可见角膜上皮形成大水泡，尚未破溃，类似于皮肤烫伤的水泡形成

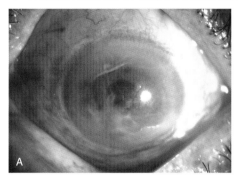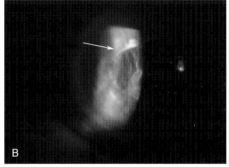

图 2-2-6　白内障超声乳化术后角膜内皮失代偿，角膜水肿、上皮脱离

A. 角膜上皮弥漫性水肿，基质和后弹力层混浊；B. 水肿的角膜上皮层与基质松解脱离形成皱褶（箭头指示处）

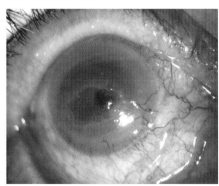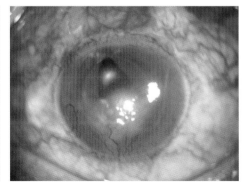

图 2-2-7　白内障超声乳化术后 6 个月，眼红、眼痛、异物感 6 个月，全角膜水肿，中央区角膜上皮剥脱缺损，内下方角膜缘新生血管形成

图 2-2-8　白内障摘除术 + 前房型人工晶状体植入术后 3 年，眼红眼痛近 2 年，角膜水肿，上皮反复脱落再修复，呈现水肿、松解状态，基质水肿混浊，下方角膜已经形成新生血管，前房型 IOL 偏位，瞳孔变形

　　注意点：

　　部分患者术后若干月或若干年后出现角膜内皮细胞功能失代偿，是由于内皮细胞损伤当时尚可维持角膜功能，随着时间发展没有进行治疗，细胞损伤加重并伴随正常的角膜细胞凋亡[61]，当角膜内皮细胞不足以维持屏障功能，才发生角膜内皮细胞功能失代偿[62,63]（图 2-2-9）。

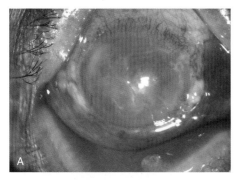
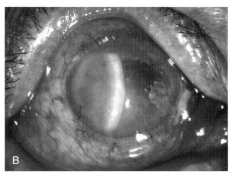
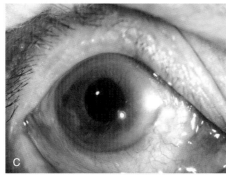

图 2-2-9　白内障超声乳化术 +IOL 植入术后角膜内皮细胞功能失代偿 7 个月
A. 全角膜水肿，角膜上皮不均匀混浊；B. 角膜基质水肿并混浊，提示角膜内皮损伤；C. 角膜内皮移植术后 1 年零 5 个月，角膜完全透明

　　术后角膜后弹力层剥脱也是导致角膜水肿和大泡性角膜病变的原因（图 2-2-10~ 图 2-2-13）。

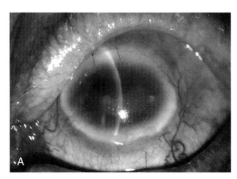
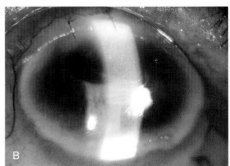

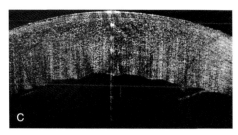
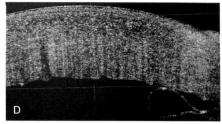

图 2-2-10 白内障超声乳化手术后角膜水肿，角膜内皮剥脱、失代偿

A.白内障超声乳化术后即出现角膜中央混浊水肿，瞳孔移位。可见上方角膜缘 2 针缝线；B.药物治疗 1 个月后角膜水肿混浊加重，位于角膜中央区；C.前节 OCT 检查显示角膜后弹力层、内皮剥脱；D.前房注气尝试使角膜后弹力层复位，结果角膜内皮完全卷起

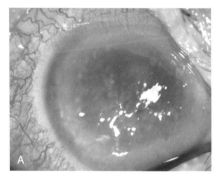
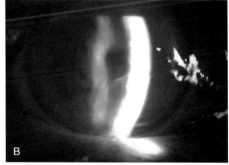

图 2-2-11 白内障超声乳化手术后即发生严重的角膜水肿，角膜内皮细胞功能失代偿

A.角膜弥漫性水肿混浊，角膜基质似条状分割；B.用裂隙灯侧照法可见角膜后剥脱的后弹力层堆积在下方

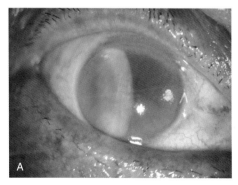
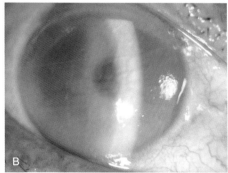

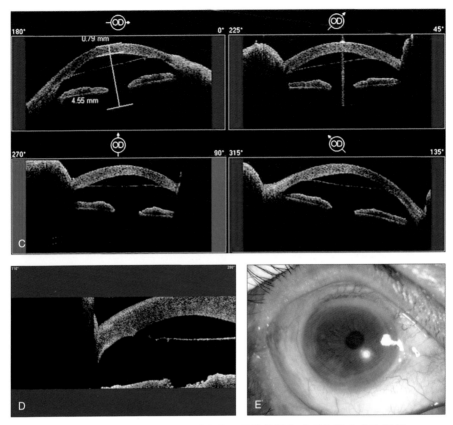

图 2-2-12　白内障超声乳化联合人工晶状体植入术后角膜内皮失代偿
A. 手术顺利,术后角膜即发生弥漫性水肿;B. 药物治疗 2 个月后角膜水肿无好转,角膜和眼内炎症反应较轻;C. 前节 OCT 显示各个方位角膜后膜状物,提示角膜内皮和后弹力层脱离;D. 高倍前节 OCT 显示膜状物与角膜切口处相连;E. 角膜内皮移植术后 1 个月,角膜透明,瞳孔和 IOL 正常

(2)角膜内皮细胞功能失代偿原因分析

1)手术操作损伤:各种白内障手术都会不同程度导致角膜内皮细胞密度减少,超声乳化白内障手术联合后房型人工晶状体植入术后 1 年的中央内皮细胞损失率为 9%,这是指常规非复杂性白内障超声乳化术后 1 年内内皮细胞减少率,而如果行前房型人工晶状体植入后内皮细胞减少可达 16%[64]。手术过于追求速度,忽略个体差异,术中超乳能量过大热量增加,超声乳化器械头部、劈核器、灌注液等均可损伤角膜内皮,少数可见进入眼内的手术器械消毒剂未冲洗干净导致角膜内皮化学性损伤。

手术越复杂、眼内操作时间越长、超声能量越大、超声位置靠前、超声乳化器斜面朝上等都容易损伤角膜内皮细胞。患者眼轴短、前房浅、青光眼术后等,由于前房空间小,超乳头或晶状体核尤其是劈开的硬核都易摩擦角膜内皮致其损伤,更易发生在单位时间内完成较多手术的情况下,手术虽然很顺利,但忽略了个性化的因素。

2)人工晶状体植入过程和位置影响角膜内皮细胞:人工晶状体性大泡性角膜病变(pseudophakic bullous keratopathy,PBK)的发生率为9%[65],与人工晶状体位置(前房、后房、睫状沟等)、人工晶状体类型材质、人工晶状体与角膜接触等有关。随着手术设备、人工晶状体的改进,手术技术越来越熟练等,其发生率已有所下降[66,67],但在植入过程中植入器和调位器使用不慎等情况仍会触及角膜内皮细胞。尤其前房型人工晶状体损伤角膜内皮的概率更大[68]。

3)年龄因素:晶状体混浊和核的硬度随年龄增长而加重,晶状体纤维更紧密,晶状体蛋白因各种因素影响发生变性,不溶性蛋白相应增多,形成均匀一致的硬块[69~71],增加了超声乳化的手术难度,如需要超声能量较大或超声时间延长等,对角膜内皮细胞的损伤就会加重,此时应用优质的黏弹剂对角膜内皮会起到更好的保护作用[72~75]。

角膜内皮细胞数随年龄增加而减少,在做角膜共聚焦显微镜检查时发现随着年龄的增长,角膜内皮细胞层出现黑区,可能与细胞凋亡相关;30岁以前角膜内皮细胞六边形细胞多,随年龄增长变化较大,细胞大小变异系数较小,30岁以后六边形细胞相对较少,70岁以后减少显著[76~79],而且随着年龄增长角膜内皮细胞受损后的修复能力也下降,角膜内皮细胞可以通过周边细胞的移行修复,但随着细胞数量的下降,其修复能力减弱[80]。一旦发生角膜内皮细胞损伤易导致严重角膜水肿。

4)角膜后弹力层剥脱原因:超声乳化器械头部在进入眼内时挫伤角膜内皮,反复进入前房时将后弹力层撕裂,当角膜透明切口过小、过紧时超乳器械头部斜插进入前房时易将创缘内皮撕脱翻转,漂浮于角膜后或前房,尤其器械较陈旧、头部不光滑、软性套帽破裂等从切口处将后弹力层刮起,黏弹剂进入后弹力层之上,高流量注吸使创面扩大至后弹力层全部脱离(见图2-2-12)。当发现后弹力层脱离后常采用前房注气方法使其复位,如果进针方向选择不当,从脱离的远端注气反而将内皮完全卷起来(见图2-2-10、图2-2-11)。

5)眼部外伤、慢性疾病或眼部手术史影响正常角膜、泪膜及眼内代谢和生理功能,如眼挫伤、角膜巩膜裂伤、青光眼、葡萄膜炎、眼内激光治疗、角膜移植排斥反应等均可影响和损伤角膜内皮细胞的数量和功能,前段眼外伤尤其是角膜穿通伤必将导致角膜内皮细胞大量丢失,原发性闭角型青光眼患者角膜内皮细胞平均密度较同年龄段的正常人下降,急性闭角型青光眼患者的角膜内细胞面积较正常人增大;前葡萄膜炎急性期的新鲜KP可导致角膜厚度增加,内皮细胞形态改变及功能下降,炎症消退后厚度恢复正常,细胞形态改变持续存在;YAG激光周边虹膜切开术对角膜内皮有一定的损伤[81~93],在这些原有病变基础上行白内障手术需要原发病的治疗和个体化手术治疗。

6) 术后诊断不及时,将角膜上皮混浊缺损误认为角膜上皮病变或眼压高等,应用大量抗生素、抗病毒剂、激素、促进角膜上皮增生药物等,加重角膜毒性反应使角膜内皮细胞病变进一步加重,故角膜水肿越来越重。

7) 有一些患者术后短期内角膜透明,视力尚好,但过一段时间角膜水肿越来越重,与角膜内皮细胞逐渐凋亡有关,正常人角膜内皮细胞随年龄增长而逐渐凋亡[77,78],术后早期可能角膜内皮细胞数量和形态尚可维持角膜透明,但随着时间推移,角膜内皮细胞逐渐不能维持基本生理功能,所以在临床上有些患者超声乳化白内障术后 3 个月、半年甚至 1 年以上出现失代偿。因此术后有必要行角膜共聚焦显微镜检查评估角膜内皮细胞情况,对于预后和治疗有帮助。

注意点:

眼前节毒性综合征(toxic anterior segment syndrome,TASS)是一种术后无菌性炎症反应,多由手术过程中进入眼前段的非感染性物质引起,会造成人工晶状体相关的毒性反应。表现为术后 12~48h,角膜弥漫性水肿伴眼前节炎性反应,革兰氏染色及细菌培养阴性,需激素治疗[94,95]。

超声乳化白内障摘除术后也可见患者角膜内皮病毒感染,白内障术后角膜内皮炎一般认为与自体免疫和病毒感染有关,病毒可能通过虹膜血管和房水到达内皮细胞,内皮细胞被病毒感染,引起细胞和体液反应,内皮细胞损伤由免疫反应和病毒双重因素造成[96~98],包括单纯疱疹病毒性角膜内皮炎、巨细胞病毒性角膜炎等。

白内障术后角膜内皮炎可能与自身免疫或疱疹病毒感染有关,原发感染单纯疱疹病毒于三叉神经节呈潜伏状态,在感冒、疲劳、免疫力下降等情况下发病;巨细胞病毒性内皮炎多见于中老年人群及老年男性[99~101],每一种角膜内皮炎都有对应的临床表现,早期发现治疗大部分可治愈。少数角膜内皮炎尤其是巨细胞病毒感染可以导致角膜内皮永久性损伤而失代偿。

(3) 角膜内皮细胞功能失代偿的预防与处理

1) 预防措施(避免不可逆的角膜失代偿发生)

a. 由于人体的角膜内皮细胞是单层细胞并且不能再生,损伤丢失时通过其他角膜内皮细胞体积增大和周边的细胞迁移来弥补,并保持其生理功能。与治疗角膜上皮细胞损伤的目的是促进上皮再生不同,治疗角膜内皮细胞损伤的目的是恢复其功能,由于六角形稳定性的结构特征,角膜内皮细胞抗挤压能力强,如青光眼的角膜水肿,当眼压下降后内皮细胞可以恢复正常功能,我们平时经常关注内皮细胞不再生的特点,但其稳定性在抗损伤中非常重要[102,103]。

b. 一些白内障术后角膜水肿经过治疗可以完全恢复透明,所以轻易不要放弃治疗。但是机械性刮擦对于角膜内皮细胞损伤大,会直接导致角膜内皮剥脱缺失。内皮细胞损耗过多导致细胞密度降低或泵功能下降,继而引起角膜水肿、上皮水泡形成、透明性下降而影响视功能。

c. 角膜内皮细胞损伤较重时角膜水肿,上皮形成大泡状隆起,破溃后因上皮松解瞬目时极易剥脱,上皮下神经纤维暴露,故眼痛明显。眼部刺激症状加重,不能正常睁眼瞬目,随着上皮水泡破裂后角膜基质水分的析出,角膜上皮逐渐修复,眼痛等刺激症状减轻,此时常被医生误认为治疗有效,并加大药物用量使角膜并发药物毒性反应,反而不利于角膜水肿的修复。

d. 当患者症状减轻时应注意,由于内皮屏障已经破坏,前房水再次渗出,上皮大泡再次形成、破溃,眼痛、眼睑痉挛再次加重,周而复始恶性循环,使角膜病变逐渐加重,因此,治疗原则应减轻刺激症状,控制前房炎性反应,使角膜内皮细胞处于安静修复状态,使其维持或接近正常功能,尽量保持角膜基质处于脱水状态,方可维持角膜透明。

2)处理

A. 非手术治疗:以往经验认为发生角膜内皮失代偿时的非手术治疗效果甚微,但我们临床中发现部分大泡性角膜病变的患者,尽管角膜内皮功能损害严重致角膜水肿且透明性下降,经过及时有效的药物治疗后,部分患者角膜仍能够重新恢复透明,说明角膜内皮细胞存在一定潜能。

a. 早期轻度角膜内皮损伤(角膜水肿,上皮无大水泡和剥脱)局部滴用激素滴眼液,由高浓度到低浓度逐渐减量,糖皮质激素可促进角膜内皮细胞 Na^+-K^+-ATP 酶的活性。

b. 全身静脉滴注维生素 C 等,其为辅助组织修补(包括某些氧化还原作用)、维持免疫功能等所必需,具有抗氧化、清除自由基等作用。维生素 B 族药物等加强角膜神经和睫状肌氧代谢。

c. 维生素 B_{12} 滴眼液滴眼,维生素 B_{12} 又叫钴胺素,参与体内甲基转换及叶酸代谢,促使甲基丙二酸转变为琥珀酸,参与三羧酸循环,合成神经髓鞘脂质,对维持有髓神经纤维功能的完整性有重要作用。滴眼时主要作用于睫状肌,能够增加眼部耗氧量,促进 ATP 产生,提高神经兴奋性,间接促进角膜内皮细胞的有氧代谢。

d. 人工泪液:玻璃酸钠带有大量负电荷的阴离子,可吸附大量水分,具有显著的亲水能力和润滑作用,能与黏蛋白相互作用,稳定泪膜;并可与纤维连接蛋白结合,促进角膜上皮连接和伸展,从而促进角膜上皮细胞的修复。需要注意的是,角膜内皮失代偿内皮细胞功能不恢复,上皮无法稳定地修复。

e. 角膜绷带镜:可以避免眼睑对角膜的摩擦,减少对病损区神经末梢的刺激,同时,在镜片和角膜之间形成稳定的泪膜,在镜片的压力下使角膜上皮水肿减轻并阻挡角膜的渗漏,角膜内皮细胞处于相对安静的状态,有利于角膜内皮功能的恢复和上皮及基质组织的修复。但一定注意绷带镜的适应证和禁忌证,避免继发感染[104]。

注意点:

药物治疗中需要监测眼压,用回弹式接触式眼压计测量,大部分患者术后角膜水肿并非高眼压所致,需要与青光眼角膜水肿鉴别,如果误认为青光眼,增加抗青光眼药物治疗会加重角膜毒性反应,不利于角膜内皮功能的恢复。必要时应用毒性低的降眼压剂。避免应用碳酸酐酶抑制剂,角膜碳酸酐酶泵的抑制可减少角膜基质内液体流向前房,加重角膜水肿(角膜内皮细胞含有碳酸酐酶的两种同工酶Ⅰ和Ⅱ,碳酸酐酶抑制剂对于同工酶Ⅱ具有较强的抑制作用)[105~107]。高渗剂因其刺激性强一般仅用于诊断检查中。

角膜内皮细胞功能失代偿非手术治疗的时机非常重要!早期一经诊断立即药物治疗,促使角膜内皮细胞形态恢复大致正常或接近六边形结构,角膜内皮细胞本身的代谢恢复正常,尽管角膜内皮细胞数量减少,但仍可以维持角膜透明。在药物治疗患者中,角膜内皮细胞在 400 个 /mm^2 左右仍可保持透明,这一数值远低于角膜内皮细胞整体代偿功能的临界值[108],提示角膜内皮细胞的修复具有很大潜力(图 2-2-13)。

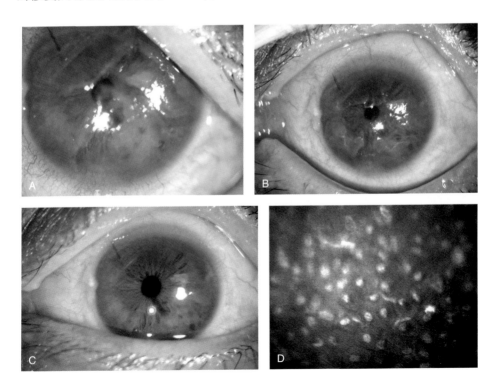

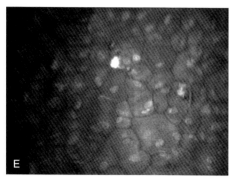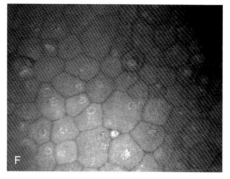

图 2-2-13　超声乳化白内障摘除术联合后房型人工晶状体植入术后 1 个月，玻璃体切除术后 14 年，糖尿病病史 20 年

A. 白内障术后 1 个月，角膜内皮基质上皮水肿混浊；B. 药物治疗 1 个月余后，角膜水肿减轻，但中央角膜上皮大片剥脱缺失；C. 药物治疗 4 个月后，角膜上皮完整光滑，角膜恢复透明；D、E. 对应图 A、B 角膜共聚焦显微镜检查，角膜内皮细胞由结构不清，逐渐恢复至可见内皮细胞，但大小和形态均不正常；F. 药物治疗 4 个月角膜恢复透明，对应图 C，但角膜内皮数 705 个 /mm²

术后数月或数年出现角膜水肿还需注意角膜内皮病毒感染，如巨细胞病毒感染。角膜共聚焦显微镜检查可见鹰眼细胞[99,109,110]，经过抗病毒治疗大部分可以恢复透明。

B. 手术治疗：药物治疗观察 2~3 个月无效时说明角膜内皮细胞已经无法恢复"泵"的功能，应考虑行角膜内皮移植术治疗，而且到目前为止，角膜内皮移植术是治疗角膜内皮细胞功能失代偿唯一有效方法，其手术时间短、手术切口小、组织损伤小，相对部分穿透性角膜移植更安全，无须缝线和拆线，排斥反应发生率低，远期效果好（这一点在角膜移植手术中非常重要）！如果是内皮剥脱应尽快手术复位或尽早做内皮移植术。角膜内皮失代偿时间过久、基质混浊瘢痕、新生血管形成或感染等失去了角膜内皮移植的机会，只能选择穿透性角膜移植术，而后者并发症和远期效果均较前者差。

a. 角膜后弹力层剥脱的处理：早期发现后弹力层剥脱，如果有条件，手术结束时应用手术显微镜配备的裂隙灯检查角膜后弹力层有否脱离，未配备裂隙灯时术后应用裂隙灯显微镜窄裂隙光带检查角膜内皮是否有脱离，角膜穿刺口处小片状脱离大部分会随着房水流动和组织生理倾向性自行愈合。

后弹力层脱离范围较大尤其有卷曲时角膜水肿逐渐加重，需要手术复位处理，通过前房注气如消毒空气、C_3F_8 或 SF_6 等，或缝线固定等手术方式使其复位[111~114]，必要时也可注入少许易吸收的黏弹剂。

手术关键是判断后弹力层脱离的蒂部位置和游离端，前房穿刺时经蒂部一侧进针，达后弹力层内面后向游离部方向注气，将内皮层展开平铺于角膜后。如果判断不准确，由蒂部对侧进针有可能针尖位于后弹力层上方或游离缘边缘，另外针尖斜面朝向虹膜表面而不是朝向基质,使气体由后向前(即平卧位时由下向上)弥漫性顶压角膜内皮,以免刺入基质中推注填充物时误将空气或黏弹剂注入基质中形成双界面,一旦发生,空气可以逐渐吸收,但黏弹剂则存留在角膜基质中使角膜持续混浊(图 2-2-14)。

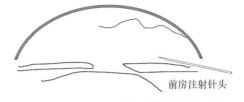

前房注射针头

图 2-2-14 后弹力层脱离时前房穿刺示意图

b. 角膜内皮移植手术,当眼内注气时将加重分离内皮与基质或完全将内皮层卷曲甚至后弹力层彻底脱离下来。此时复位无望,只能行角膜内皮移植术(图 2-2-15)。

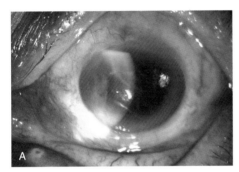
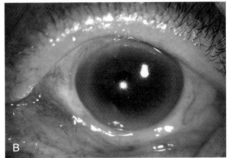

图 2-2-15 角膜内皮细胞功能失代偿,行角膜内皮移植术

A. 超声乳化白内障摘除术后联合人工晶状体植入术后半年,角膜水肿药物治疗无效;B. 角膜内皮移植术后 2 年半,角膜透明,视力:0.8

注意点:

由于超声乳化手术相关性角膜内皮细胞功能失代偿常发生于前房浅、眼轴短、人工晶状体度数大(>+25D)的患者中,因此当一眼术后失代偿时,另一眼手术应该认真谨慎设计和完成手术。作者诊治了数例双眼先后行超声乳化白内障摘除术并且先后出现角膜内皮细胞失代偿的病例。特殊的眼球需个性化手术治疗,规避角膜内皮细胞损伤的风险(图 2-2-16、图 2-2-17)。

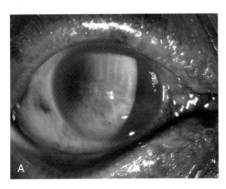
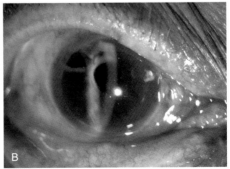

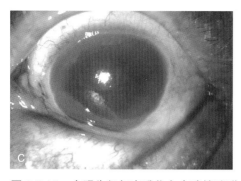
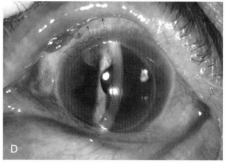

图 2-2-16　右眼先行超声乳化白内障摘除联合 IOL 植入术，眼轴 22.5mm，术后角膜内皮细胞功能失代偿，左眼后行超声乳化白内障摘除术 + IOL 植入术，眼轴 22mm，均为同一术者实施手术

A. 右眼超声乳化白内障摘除术 +IOL 植入，术后角膜内皮失代偿；B. 角膜内皮移植术后 2 年，角膜透明，视力 0.5；C. 右眼术后半年左眼行同样手术，再次出现角膜内皮失代偿；D. 左眼角膜内皮移植术术后 1.5 年，角膜透明，视力：0.6

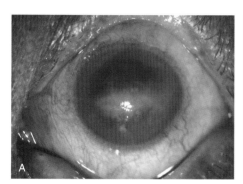
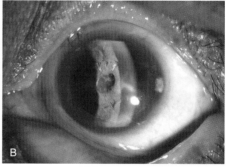

图 2-2-17　角膜内皮失代偿白内障超声乳化吸除术后角膜水肿混浊 1 年余

A. 角膜中央局限性混浊，基质和上皮细胞水肿；B. 角膜内皮移植术后 1 年，角膜大部分透明，瞳孔区颞侧基质小片状瘢痕，瞳孔后粘连，陈旧性纤维膜形成

第三节　术后角膜感染

一、概述

白内障手术预防感染重点在于眼内炎，围手术期常规预防性应用抗生素、术中规避感染风险使白内障手术感染极少发生。角膜感染常发生于角膜功能异常时，如角膜上皮细胞功能障碍使角膜前屏障破坏，角膜内皮失代偿导致角膜反复

水肿,上皮水泡破溃,眼部刺激症状重,长期角膜内皮失代偿导致睑缘炎、眼睑内翻、眼睑痉挛等,因眼痛流泪,患者经常手中握着毛巾擦拭眼睛。久而久之发生继发性角膜感染。

二、角膜感染的种类、特点、原因、预防和治疗

1. 细菌性角膜感染

(1)白内障术后角膜细菌性感染的临床特点:白内障术后的角膜感染主要包括:细菌性、病毒性及真菌性角膜感染。细菌性和病毒性角膜炎多发生于术后早期(术后1周内),而术后真菌性角膜炎多发生于术后1~2周。如果在角膜内皮失代偿基础上感染,发病急、进展快,眼红眼痛症状加剧,与细菌感染性角膜炎特点一致。

图2-3-1为角膜内皮失代偿患者,在角膜水肿的基础上,角膜基质脓性溃疡形成及溃疡周围基质的脓性浸润,严重者合并前房积脓,甚至出现角膜穿孔。

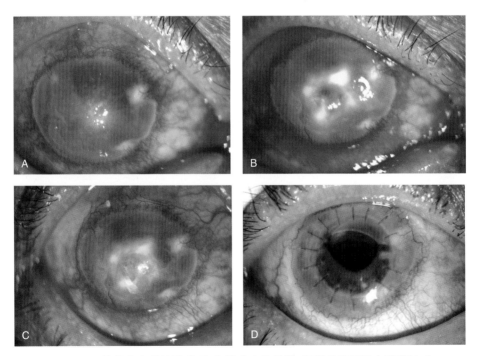

图2-3-1　外伤白内障摘除术后,角膜内皮失代偿,行部分穿透性角膜移植术

A. 眼外伤行白内障摘除术后10年,角膜内皮细胞功能失代偿3年,2年前曾建议行角膜内皮移植术和人工晶状体植入术,患者未采纳;B. 1年后角膜发生感染,细菌性角膜炎,眼压:35mmHg;C. 抗菌和降眼压治疗1个月后形成角膜白斑,中央区角膜变薄;D. 部分穿透性角膜移植 + IOL 植入术后1年,眼压16mmHg,视力:光感,视神经萎缩

（2）细菌性角膜感染的原因分析：白内障术后泪膜不稳定或严重干眼，角膜上皮干燥或缺损，术后抗生素滴眼液生物学效应不敏感，术后同时应用激素和非甾体抗炎剂等都会影响眼表的菌群，尤其重要的是术后围手术期护理等细节，如自行滴眼液滴眼或不洁棉签擦拭眼睛，因视力提高了过早摘掉眼罩等，这些细节是导致角膜感染的诱因。

如果角膜原有病变如角膜内皮失代偿，角膜上皮反复破溃增加了感染的机会和风险，如图 2-3-1。

（3）细菌性角膜感染的治疗：按照细菌性角膜炎的治疗原则处理，应用广谱抗生素频繁滴眼，注意全身和眼部其他疾病的治疗，如糖尿病等内科疾病、睑缘炎、沙眼等眼部疾病的治疗。

角膜混浊后的最终治疗是角膜移植术，包括去除病灶、保存眼球和恢复视力。角膜内皮失代偿感染后即失去了角膜内皮移植的机会，需要进行部分穿透性角膜移植术。

2. 真菌性角膜感染

（1）白内障术后角膜真菌性感染的临床特点：一般起病比较缓慢，常伴有术后长期应用激素的病史，病变逐步加重，角膜脓性溃疡表面往往形成脓苔样外观，溃疡边缘可出现毛刺，或呈羽状，部分患者可有卫星灶形成，严重者同样会出现前房积脓，且脓液比较浓稠（图 2-3-2）。

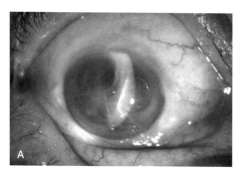
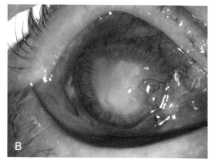
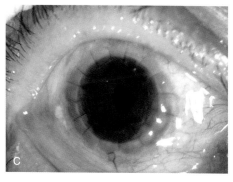

图 2-3-2 患者右眼行白内障手术后发生角膜内皮失代偿，未行手术治疗
A. 术后角膜内皮失代偿，全角膜水肿，上皮反复破溃；B. 白内障手术 2 年后角膜感染，经临床和实验室检查诊断为真菌性角膜炎；C. 部分穿透性角膜移植术后 3 个月，角膜透明，视力 0.1

（2）白内障术后角膜真菌性感染原因分析：术后角膜真菌感染常见于角膜切口附近和缝线结的部位（与细菌感染相同），切口闭合不良及角膜缝线形成的角膜基质通道，以及术后组织相对缺氧状态可能是导致感染的危险因素[115~117]，术后眼表即发生真菌性感染者较少见。

由于角膜内皮细胞失代偿导致角膜上皮水肿、松解、脱离形成大泡，破溃后上皮缺损，角膜前屏障破坏，如果不及时治疗，角膜上皮基质反复水肿融解，加之大量长期反复应用抗生素、激素和促眼表修复剂等导致眼表结膜囊内菌群失调，容易继发角膜真菌感染，糖尿病患者、透析患者具有高风险。

（3）白内障术后角膜真菌性感染的治疗：根据病史、典型的临床表现一旦诊断立即以抗真菌治疗为主。参照中华医学会眼科学分会角膜病学组发布的《感染性角膜病临床诊疗专家共识》的治疗原则和方案进行诊治。抗真菌治疗基础上，选择角膜移植手术会取得很好的治疗效果。

注意点：

感染性角膜炎是我国角膜病致盲的首位因素，目前大多数眼科机构依靠临床诊断进行治疗，导致治疗的盲目性较强，治疗效果也受到不同程度的影响。因此，具有条件的眼科机构，应开展实验室病原学检查，在明确病因的前提下，给予针对性的治疗[118]。术后发生病毒性角膜炎时，微生物的基因检测更精准。

3. 术后角膜感染治疗的总体原则 治疗前，尽量行实验室微生物检查。先给予药物冲击治疗（频繁点眼，结膜下注射等），药物治疗效果不佳，及时转诊角膜病专科医生，有穿孔倾向者应及时手术治疗。

> **小结**：白内障手术是白内障失明的唯一复明手段，手术医生有年轻和经验丰富者，包括白内障、青光眼、眼底病等各个专科医生，规避手术相关的眼表并发症是保障手术成功、复明的重要环节！

参 考 文 献

［1］ ZHENG Y, QU B, SHI W, et al. Development and preliminary evaluation of a decision aid to support informed choice among patients with age-related cataract. Int Ophthalmol. 2020, 40 (6): 1487-1499.

［2］ FLAXMAN SR, BOURNE RRA, RESNIKOFF S, et al. Global causes of blindness and distance vision impairment 1990-2020: a systematic review and meta-analysis. Lancet Glob Health, 2017, 5 (12): e1221-e1234.

［3］ 张乐. 氧化应激激活 SFK/VEGF 通路在年龄相关性白内障形成中的作用研究. 西安: 第四军医大学, 2010.

［4］ KNOX CARTWRIGHT NE, JOHNSTON RL, JAYCOCK PD, et al. The cataract national dataset electronic multicentre audit of 55, 567 operations: when should IOLMaster biometric measurements be rechecked？ Eye (Lond), 2010, 24 (5): 894-900.

［5］ 中华医学会眼科学分会角膜病学组. 我国角膜上皮损伤临床诊治专家共识 (2016 年). 中华眼科杂志, 2016, 52 (9): 644-648.

［6］ 胡欢, 韩玲玲. 白内障摘除术后角膜上皮功能障碍临床分析. 山西医药杂志, 2019, 48 (06): 53-55.

［7］ 梁庆丰, 董喆, 王宁利, 等. 睑板腺功能障碍患者白内障围手术期需关注的问题及对策. 中华眼科杂志, 2014, 50 (4): 244-246.

［8］ NICHOLS KK, FOULKS GN, BRON AJ, et al. The international workshop on meibomian gland dysfunction: executive summary. Invest Ophthalmol Vis Sci, 2011, 52 (4): 1922-1929.

［9］ 祁俏然, 沈光林, 马晓萍. 眼表黏蛋白的研究进展及其与干眼的相关性. 国际眼科杂志, 2016, 16 (04): 100-104.

［10］ ZHANG J, YAN X, LI H. Analysis of the correlations of mucins, inflammatory markers, and clinical tests in dry eye. Cornea, 2013, 32 (7): 928-932.

［11］ ALBERTSMEYER AC, KAKKASSERY V, SPURR-MICHAUD S, et al. Effect of pro-inflammatory mediators on membrane-associated mucins expressed by human ocular surface epithelial cells. Exp Eye Res, 2010, 90 (3): 444-451.

［12］ PORTAL C, GOUYER V, GOTTRAND F, et al. Ocular mucins in dry eye disease. Exp Eye Res, 2019, 186: 107724.

［13］ YAMAGUCHI T. Inflammatory response in dry eye. Invest Ophthalmol Vis Sci, 2018, 59 (14): DES192-DES199.

［14］ 赵敏, 吴彤霞, 周绍荣, 等. 国人正常泪液排泄容量测定. 中国实用眼科杂志, 2002, 20 (5): 339-342.

［15］ 郑永征, 刘光辉, 潘铭东. 聚维酮碘对角膜上皮细胞氧化损伤的影响. 国际眼科杂志, 2020, 20 (10): 1684-1687.

［16］ 李凤鸣, 谢立信. 中华眼科学. 3 版. 北京: 人民卫生出版社, 2014: 1253-1254.

［17］ TSATSOS M, MACGREGOR C, ATHANASIADIS, et al. Herpes simplex virus keratitis: an update of the pathogenesis and current treatment with oral and topical antiviral agents. Clin Exp Ophthalmol, 2016, 44 (9): 824-837.

［18］ 曲景灏, 王智群, 张阳, 等. 白内障摘除术后角膜上皮功能障碍临床病例分析. 中华眼科杂志, 2017, 53 (3): 188-192.

［19］ GULMEZ SEVIM D, GUMUS K, CAVANAGH HD. Corneal pseudodendritic lesions masquerading as herpetic keratitis in a patient with tyrosinemia type I. Eye Contact Lens, 2017, 43 (3): e7-e9.

［20］ MASUREL-PAULET A, POGGI-BACH J, ROLLAND MO, et al. NTBC treatment in tyrosinaemia type I: long-term outcome in French patients. J Inherit Metab Dis, 2008, 31: 81-87.

［21］ GISSEN P, PREECE MA, WILLSHAW HA, et al. Ophthalmic follow-up of patients with tyrosinaemia type I on NTBC. J Inherit Metab Dis, 2003, 26: 13-16.

［22］HOLME E, LINDSTEDT S. Tyrosinaemia type I and NTBC (2-(2-nitro-4-trifluoromethylben-zoyl)-1, 3-cyclohexanedione). J Inherit Metab Dis, 1998, 21 (5): 507-517.

［23］AHMAD S, TECKMAN JH, LUEDER GT. Corneal opacities associated with NTBC treat-ment. Am J Ophthalmol, 2002, 134: 266-268.

［24］ROSENBERG ME, TERVO TM, IMMONEN IJ, et al. Corneal structure and sensitivity in type 1 diabetes mellitus. Invest Ophthalmol Vis Sci, 2000, 41 (10): 2915-2921.

［25］QUADRADO MJ, POPPER M, MORGADO AM, et al. Diabetes and corneal cell densities in humans by in vivo confocal microscopy. Cornea, 2006, 25 (7): 761-768.

［26］INOUE K, KATO S, OHARA C, et al. Ocular and systemic factors relevant to diabetic keratoepitheliopathy. Cornea, 2001, 20 (8): 798-801.

［27］沈光林, 马晓萍. 干眼患者角膜结膜染色特点及相关因素分析. 复旦学报 (医学版), 2015 (42): 388.

［28］WOLFFSOHN JS, ARITA R, CHALMERS R, et al. TFOS DEWS II diagnostic method-ology report. Ocul Surf, 2017, 15 (3): 539-574.

［29］沈慧妍, 张琳. 眼球表面的蒸发与干眼. 上海交通大学学报 (医学版), 2008, 28 (6): 736-738.

［30］陈小瑶. 白内障超声乳化手术与干眼的临床研究. 西安: 第三军医大学, 2007.

［31］万敏婕, 霍鸣. 手术源性干眼的病因分析与防治. 国际眼科杂志, 2010 (04): 121-123.

［32］刘祖国, 李炜. 与眼科手术相关的干眼. 中华眼科杂志, 2009, 45 (6): 483-485.

［33］陈家祺, 袁进. 重视手术源性干眼及其治疗. 眼科, 2008 (03): 17-19.

［34］孙旭光, 施玉英, 张琛, 等. 白内障患者手术后干眼不应忽视. 中华眼科杂志, 2008, 44 (4): 291-292.

［35］LI XM, HU L, HU J, et al. Investigation of dry eye disease and analysis of the pathogenic factors in patients after cataract surgery. Cornea, 2007, 26 (9 Suppl 1): S16-S20.

［36］朱研. 局部药物中不同防腐剂对青光眼患者干眼的影响差异. 中国眼耳鼻喉科杂志, 2016 (6): 402-405.

［37］YEE RW. The effect of drop vehicle on the efficacy and side effects of topical glaucoma therapy: a review. Curr Opin Ophthalmol, 2007, 18 (2): 134-139.

［38］QIU JJ, SUN T, FU SH, et al. A study of dry eye after cataract surgery in MGD patients. Int Ophthalmol, 2020, 40 (5): 1277-11284.

［39］邢新, 薛春雨. 睑袋整复术进展. 中华医学美学美容杂志, 2003, 9 (5): 318-320.

［40］PATIPA M. The evaluation and management of lower eyelid retraction following cosmetic surgery. Plast Reconstr Surg, 2000, 106 (2): 438-453.

［41］GOMES JAP, AZAR DT, BAUDOUIN C, et al. TFOS DEWS II iatrogenic report. Ocul Surf, 2017, 15 (3): 511-538.

［42］YU H, QI X, WANG X. Application of glycated hemoglobin in the perinatal period. Int J Clin Exp Med, 2014, 7 (12): 4653-4659.

［43］索艳, 李强. 糖化血红蛋白测定方法及影响因素的研究进展. 医学研究生学报, 2010,

23 (2): 104-107.

［44］王皎皎, 李科, 王海霞. 羊膜移植术联合佩戴绷带镜治疗持续性角膜上皮缺损的疗效. 武警医学, 2019, 30 (6): 465-468.

［45］HUSSAIN M, SHTEIN RM, SUGAR A, et al. Long-term use of autologous serum 50% eye drops for the treatment of dry eye disease. Cornea, 2014, 33 (12): 1245-1251.

［46］SCHULZE SD, SEKUNDO W, KROLL P. Autologous serum for the treatment of corneal epithelial abrasions in diabetic patients undergoing vitrectomy. Am J Ophthalmol, 2006, 142 (2): 207-211.

［47］殷晓棠, 孙旭光, 杨宝铃. 谷胱甘肽滴眼液治疗角膜上皮病变的临床研究. 中国实用眼科杂志, 2001, 19 (10): 765-766.

［48］SHIMAZAKI J, YANG HY, TSUBOTA K. Amniotic membrane transplantation for ocular surface reconstruction in patients with chemical and thermal burns. Ophthalmology, 1997, 104 (12): 2068-2076.

［49］PFLUGFELDER S C, MASSARO-GIORDANO M, PEREZ V L, et al. Topical Recombinant human nerve growth factor (Cenegermin) for neurotrophic keratopathy. Ophthalmology, 2020, 127 (1): 14-26.

［50］REYES SG, ENRIQUE CM, ANA GB, et al. Insulin eye drops for treating corneal ulcer in a non-diabetic patient: regarding a case. Farm Hosp, 2020, 44 (6): 297-299.

［51］晏颖, 邢怡桥, 艾明. 白内障超声乳化术后角膜水肿及角膜内皮失代偿的成因及防治公共卫生与预防医学, 2005 (3): 58-59.

［52］蒋炜, 段烈英, 印萌, 等. 白内障术后角膜内皮失代偿的处理. 西南国防医药, 2001, 11 (1): 37.

［53］郑霄, 叶剑. 白内障术后角膜内皮细胞失代偿原因的回顾性分析. 中国中西医结合学会眼科专业委员会第十四届学术年会暨海峡两岸眼科学术交流会.

［54］洪颖, 范爽, 卢迪, 等. 手术源性角膜内皮失代偿原因分析. 中国实用眼科杂志, 2012, 030 (007): 816-819.

［55］LIU M, HONG J. Risk factors for endothelial decompensation after penetrating keratoplasty and its novel therapeutic strategies. J Ophthalmol, 2018, 2018: 1389486.

［56］FEIZI S. Corneal endothelial cell dysfunction: etiologies and management. Ther Adv Ophthalmol, 2018, 10: 2515841418815802.

［57］FUCHS E. Dystrophia epithelialis corneae. Graefe's Arch Clin Exp Ophthalmol, 1910, 76: 478-508.

［58］苏乐琪. 角膜绷带镜在眼表疾病防治中的临床研究进展. 中华实验眼科杂志, 2018, 36 (2): 156-160.

［59］AMBROZIAK AM, SZAFLIK JP, SZAFLIK J. Therapeutic use of a silicone hydrogel contact lens in selected clinical cases. Eye Contact Lens, 2004, 30 (1): 63-67.

［60］ANDREW NC, WOODWARD EG. The bandage lens in bullous keratopathy. Ophthalmic Physiol Opt, 1989, 9 (1): 66-68.

［61］陈根云, 陈桂强. 角膜内皮细胞的再生特性及影响因素. 中国组织工程研究与临床康

复, 2008, 12 (31): 6105-6108.

[62] 张翠英, 刘华. 角膜内皮细胞的损伤及促进其修复的因素. 医学综述, 2007, 13 (11): 828-830.

[63] 潘飞, 姚玉峰. 人角膜内皮细胞增殖特性及能力的研究进展. 浙江大学学报 (医学版), 2011, 40 (1): 94-100.

[64] WERBLIN TP. Long-term endothelial cell loss following phacoemulsification: model for evaluating endothelial damage after intraocular surgery. Refract Corneal Surg, 1993, 9 (1): 29-35.

[65] BINKHORST CD. The iridocapsular (two loop) lens and the iris-clip (four loop) lens in pseudophakia. Trans Am Acad Ophthaloml Ptplaryngol, 1973, 77: 589.

[66] WARING GO 3RD. The 50-year epidemic of pseudophakic corneal edema. Arch Ophthalmol, 1989, 107 (5): 657-659.

[67] SOLOMON KD, APPLE DJ, MAMALIS N. Complications of intraocular lenses with special reference to an analysis of 2500 explanted intraocular lenses (IOLs). Eur J Implant Refract Surg, 1991, 3; 195.

[68] 于晓宁. 前房型人工晶状体取出术原因分析. 杭州: 浙江大学, 2015.

[69] 胡春玲, 惠延年. 晶状体核硬化及其影响因素的研究进展. 国际眼科杂志, 2006, 6 (2): 407-411.

[70] 朱文顺, 杨树和. 895 例老年人晶状体形态观察. 临床眼科杂志, 2001, 9 (2): 139-140.

[71] ASBELL PA, DUALAN I, MINDEL J, et al. Age-related cataract. Lancet, 2005, 365 (9459): 599-609.

[72] 何夏怡, 胡超雄. 超声乳化术中两种黏弹剂对角膜内皮细胞的影响. 眼科新进展, 2008, 28 (8): 616-617.

[73] 赖宗白, 闵寒毅, 王造文. 超声乳化术中不同粘弹剂 (Viscoat 和透明质酸钠) 对角膜内皮细胞的影响. 中国实用眼科杂志, 2004, 22 (4): 294-295.

[74] 刘华, 刘岩, 吴景天. 超声乳化术和不同粘弹剂对角膜内皮细胞影响. 中国实用眼科杂志, 2000, 18 (6): 370-372.

[75] 宋旭东, 钱进, 王宁利, 等. 超声乳化术中粘弹剂对角膜内皮细胞的保护作用. 中国实用眼科杂志, 2005, 23 (3): 245-248.

[76] 马路生, 杨朝忠. 角膜内皮细胞凋亡的研究现状. 眼科新进展, 2000, 20 (6): 447-448.

[77] 李凤云, 谭星平, 杨昌全, 等. 正常人角膜内皮细胞密度及形态化规律探讨. 中国实用眼科杂志, 2001, 19 (2): 133-134.

[78] 吴雪梅, 郭长梅, 王雨生, 等. 正常人角膜内皮细胞的增龄性变化. 临床眼科杂志, 2010 (06): 5-7.

[79] ROSZKOWSKA AM, COLOSI P, D'ANGELO P, et al. Age-related modifications of the corneal endothelium in adults. Int Ophthalmol, 2004, 25 (3): 163-166.

[80] s. n. Corneal endothelial photography. Three-year revision. American academy of ophthalmology. Ophthalmology, 1997, 104 (8): 1360-1365.

[81] 李晓鹏, 万新顺, 段素芳, 等. 小梁切除术后滤过泡对角膜和泪膜的影响. 眼外伤职业眼

病杂志, 2005, 27 (10): 775-776.

[82] 徐海军, 王方. 国内对内眼手术影响角膜内皮细胞的研究进展. 中国激光医学杂志, 2015 (05): 45-50.

[83] 严良, 陆豪, 周静. 眼前段外伤与角膜内皮变化的研究. 眼外伤职业眼病杂志, 2000, 22 (3): 249-250.

[84] CHAUHAN SK, JURKUNAS U, FUNAKI T, et al. Quantification of allospecific and nonspecific corneal endothelial cell damage after corneal transplantation. Eye (Lond), 2015, 29 (1): 136-144.

[85] PATEL SV, LASS JH, BENETZ BA, et al. Postoperative endothelial cell density is associated with late endothelial graft failure after descemet stripping automated endothelial keratoplasty. Ophthalmology, 2019, 126 (8): 1076-1083.

[86] 刘建荣, 马千丽. 原发性青光眼对角膜内皮细胞影响的临床观察. 临床眼科杂志, 2007 (05): 16-17.

[87] 王霜宁. 角膜内皮功能紊乱的易患因素. 中华实验眼科杂志, 2017, 35 (7): 669-672.

[88] WONG SW, CARLEY F, JONES NP, et al. Corneal decompensation in uveitis patients: incidence, etiology, and outcome. Ocul Immunol Inflamm, 2020, 6: 1-5.

[89] 王建萍, 马勇, 薛雨顺, 等. 前葡萄膜炎急性发病期角膜内皮细胞密度及形态学研究. 国际眼科杂志, 2012, 12 (8): 1527-1529.

[90] PILLAI CT, DUA HS, AZUARA-BLANCO A, et al. Evaluation of corneal endothelium and keratic precipitates by specular microscopy in anterior uveitis. Br J Ophthalmol, 2000, 84 (12): 1367-1371.

[91] 刘小力, 李静贞, 金玉梅. 眼前节 Nd-YAG 激光前后角膜内皮的变化. 中国眼耳鼻喉科杂志, 2002, 002 (004): 210-212.

[92] 刘露. 多次视网膜激光光凝对角膜内皮影响的观察. 重庆: 重庆医科大学, 2015.

[93] 彭华琼, 袁媛. 眼科激光对角膜内皮的影响. 临床眼科杂志, 2009, 10 (5): 466-468.

[94] MAMALIS N, EDELHAUSER HF, DAWSON DG, et al. Toxic anterior segment syndrome. J Cataract Refract Surg, 2006, 32 (2): 324-333.

[95] MAIER P, BIRNBAUM F, BÖHRINGER D, et al. Toxic anterior segment syndrome following penetrating keratoplasty. Arch Ophthalmol, 2008, 126 (12): 1677-1681.

[96] 陈丽娟, 苗林. 白内障术后角膜内皮炎 11 例临床分析. 国际眼科杂志, 2011 (06): 147-148.

[97] 成拾明, 王冠楠, 韩芳芳, 等. 白内障术后角膜内皮炎的临床分析. 湖北医药学院学报, 2019, 38 (02): 60-62.

[98] 郭健华, 李明. 人工晶状体植入术后角膜内皮炎临床表现及治疗. 中国实用眼科杂志, 2016, 034 (006): 612-614.

[99] KOIZUMI N, INATOMI T, SUZUKI T, et al. Clinical features and management of cytomegalovirus corneal endotheliitis: analysis of 106 cases from the Japan corneal endotheliitis study. Br J Ophthalmol, 2015, 99 (1): 54-58.

[100] MOSHIRFAR M, MURRI MS, SHAH TJ, et al. A review of corneal endotheliitis

and endotheliopathy: differential diagnosis, evaluation, and treatment. Ophthalmol Ther, 2019, 8 (2): 195-213.

[101] 曾爱兰, 罗兴中. 白内障术后角膜内皮炎 12 例分析. 中国实用眼科杂志, 2015, 033 (004): 404-406.

[102] 曲勃, 刘丹霞, 张旺. 高眼压状态下角膜内皮的损伤与修复. 中国医科大学学报, 2019, 48 (8): 752-755.

[103] 王强, 刘方毅, 高云霞, 等. 急性闭角型青光眼发作期及降眼压治疗后对角膜内皮的影响分析. 世界中医药学会联合会中国中西医结合学会. 中华中医药学会. 山东省医学会. 世界中医药学会联合会眼科专业委员会第四届学术年会、中国中西医结合学会眼科专业委员会第十二届中西医结合学术年会、中华中医药学会眼科分会第十二届中医眼科学术年会暨山东省第十七次眼科学学术会议论文集. 2013: 65.

[104] 中国健康管理协会接触镜安全监控与视觉健康专业委员会. 中国治疗用绷带镜临床应用专家共识 (2019 年). 中华眼科杂志, 2019, 55 (6): 405-412.

[105] ADAMSONS I. Irreversible corneal decompensation in patients treated with topical dorzolamide. Am J Ophthalmol, 1999, 128 (6): 774-776.

[106] WIRTITSCH MG, FINDL O, HEINZL H, et al. Effect of dorzolamide hydrochloride on central corneal thickness in humans with cornea guttata. Arch Ophthalmol, 2007, 125 (10): 1345-1350.

[107] MARK J MANNIS. 角膜. 史伟云, 译. 北京: 人民卫生出版社, 2018: 256.

[108] 冯珂, 郭海科, 张英朗. 超声乳化术对低密度角膜内皮细胞眼的影响. 中华眼外伤职业眼病杂志, 2016, 038 (009): 645-650.

[109] 张阳, 孙旭光. 巨细胞病毒性角膜内皮炎. 中华眼科杂志, 2019, 55 (6): 464.

[110] HIDEAKI YOKOGAWA, AKIRA KOBAYASHI, NATSUKO YAMAZAKI, et al. In vivo imaging of coin-shaped lesions in cytomegalovirus corneal endotheliitis by anterior segment optical coherence tomography. Cornea, 2014, 33 (12): 1332-1335.

[111] MARCON AS, RAPUANO CJ, JONES MR, et al. Descemet's membrane detachment after cataract surgery: management and outcome. Ophthalmology, 2002, 109 (12): 2325-2330.

[112] ZEITER HJ, ZEITER JT. Descemet's membrane separation during five hundred forty-four intraocular lens implantations. 1975-1982. J Am Intraocul Implant Soc, 1983, 9 (1): 36-39.

[113] 叶霞, 周健, 张自峰. 白内障术后长期广泛角膜后弹力层脱离手术复位 1 例. 中华眼外伤职业眼病杂志, 2014, 036 (012): 955-956.

[114] 洪晶. 角膜内皮病. 北京: 人民卫生出版社, 2018.

[115] GALVIS V, TELLO A, DELGADO J, et al. Late bacterial keratitis after intracorneal ring segments (Ferrara ring) insertion for keratoconus. Cornea, 2007, 26 (10): 1282-1284.

[116] BOURCIER T, BORDERIE V, LAROCHE L. Late bacterial keratitis after implantation of intrastromal corneal ring segments. J Cataract Refract Surg, 2003, 29 (2): 407-409.

[117] MARK J MANNIS. 角膜. 史伟云, 译. 北京: 人民卫生出版社, 2018: 1123.

[118] 史伟云, 谢立信. 感染性角膜炎的规范化诊断及治疗. 眼科, 2008 (03): 14-16.

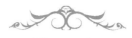

第三章
青光眼手术相关性角结膜病变

    青光眼（glaucoma）是指病理性高眼压导致的视神经损害、视野缺损等一组常见的不可逆性致盲眼病。

    单纯眼压升高并不是青光眼的特异体征，有一些高眼压的人不一定是青光眼（如高眼压症）[1]，还有一些患者虽然眼压正常，但也出现了青光眼相关的损伤（如正常眼压性青光眼）[2]。因此对于青光眼定义更详细的描述是：具有病理性高眼压或正常眼压合并视乳头、视网膜神经纤维层损害及青光眼性视野改变的一组不可逆的致盲眼病。青光眼的危害：一是发病率高，包括原发性和继发性，是最常见的眼科疾病之一；二是不可逆性致盲，相对于白内障、角膜病而言，一旦晚期失明则无法治疗，因为青光眼损伤的视神经是人体高级中枢神经的一部分，损伤后无法恢复其功能；三是早期易漏诊，青光眼早期损伤的是视神经，表现为视野缺损，人类视物的特点是双眼同视，双眼视野的中央部很大区域相互重叠，而中心视力不受影响，故早期视野缺损易被忽略，当发现视野范围缩小至影响日常生活和工作时，已发展到晚期；四是青光眼病理改变覆盖全眼球，包括眼球的前后节，从眼表的结角膜到视神经。因此青光眼是表现复杂、需要多方全面检查才能确诊的一类眼病。青光眼的早期诊断、早期治疗非常重要，目的是减少患者视功能损伤，保留有效视力和视野，避免和降低失明率[3,4]。

    采用药物和手术治疗降低病理性高眼压是青光眼的主要治疗措施，激光技术的发展和介入，为青光眼提供了新的治疗手段[5]。目前虽然青光眼的手术种类繁多，如小梁切开、房角分离术等，然而对于成人青光眼，小梁切除术仍是青光眼最常采用的经典手术方式[6]，也是广大年轻医生和基层医院最常应用的治疗方法。手术目的是通过建立一条新的眼外引流途径，将房水自前房引流至球结膜下间隙，再通过球结膜渗漏到泪膜或由周围组织吸收。青光眼其他手术方式包括：瞳孔阻滞引起的闭角型青光眼，应用 YAG 激光或氩激光周边虹膜切开术，在周边虹膜切除一小孔，使前后房房水循环通畅，房水直接由后房进入前房，缓解瞳孔阻滞，避免因瞳孔阻滞造成闭角型青光眼急性发作[7]。临床已常规在门诊应用此治疗方法,但该方法仅限于眼内前后房的房水引流而非眼外引流,可以一定程度减轻急性闭角型青光眼的急性发作症状,非彻底解决房水流出问题,具有一定的局限性。对于开角型青光眼,激光小梁成形术较小梁切除术安全性好[8]。睫状体激光光凝术针对药物和手术都不能控制的顽固性青光眼有效[9],作用机理是破坏睫状突,减少房水生成达到降眼压的目的。新生血管性青光眼视网膜激光光凝可以达到有效控制新生血管和降眼压作用[10]。前房植入青光眼引流管等减压阀的使用可以应用于各类青光眼手术失败后,将房水经人工管道引流至眼外,达到降眼压的效果[11,12]。

　　各种类型青光眼病理机制中病理性高眼压会出现微循环障碍,影响角膜内皮细胞的正常代谢,导致角膜内皮细胞水肿,“泵”的功能受影响;手术前长期、多种降眼压药物的使用;小梁切除术等内眼手术使结膜、巩膜、角膜创伤;激光手术对角膜上皮和内皮细胞的灼伤等,均会导致青光眼手术相关的眼表病变,并越来越引起广大医生的关注。

　　本章结合临床病例、手术技巧,以及术中与术后易出现的问题等,对各类临床常见青光眼手术出现的眼表并发症以及如何规避风险及合理治疗进行解析。

第一节　术后角膜病变

一、概述

　　各种类型青光眼的治疗目标是降低眼压,青光眼药物都是通过各种机制减少房水的生成和促进房水外引流达到降低眼压的目的。在药物保守治疗失败的情况下最终通常采取手术治疗。1882 年,Wecker 描述了第一例青光眼手术[13],并将其命名为“滤过性瘢痕”。“巩膜板层下滤过术”最初由 Sugar 1961 年提出[14],凯恩斯在 1968 年描述了“小梁切除术”,并报道了一系列青光眼患者的良好结果[15]。小梁切除术是防护性滤过手术,几乎适用于各种类型青光眼,尽管青光眼手术开创了许多新方法,小梁切除手术仍然是最常采用的手术术式,因为它不仅使房水引流至眼球外,真正达到降眼压作用,而且是经巩膜板层隧道滤过排出房水,从而减少了滤过手术相关的术后并发症[15~17]。

　　目前激光周边虹膜切开术和小梁切除术是大多数青光眼手术治疗中最常应用的外科手术术式,因为手术操作较易掌握,是临床中常规治疗手段,也是大多数眼科医生具备的手术技能。尽管各级眼科医生尽了最大努力,眼表并发症仍时有发生。及时发现和处理这些并发症对于良好的手术结果至关重要。

二、角膜病变的类型、特点、原因、预防和治疗

1. 角膜上皮混浊

（1）角膜上皮混浊的临床特点：小梁切除手术或激光术后角膜上皮细胞出现点状、片状、丝状混浊，无角膜浸润，其他部位角膜透明。临床症状表现为异物感、轻度眼刺痛，瞬目时加重，伴有流泪（图 3-1-1～图 3-1-3）。

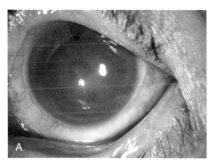
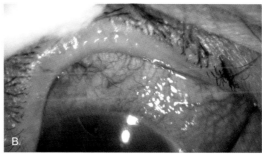

图 3-1-1　小梁切除术后 4 个月，持续眼红、异物感，角膜混浊，眼压 19mmHg
A. 术后角膜中央出现混浊，诊断"角膜炎"，抗炎治疗 4 个月无好转亦未加重，可见角膜中央上皮弥漫性混浊，边界较清晰，无水肿、浸润和溃疡；B. 巩膜滤道处多个粗大缝线线结，因术者担心术后浅前房，巩膜瓣处加固多针缝合，导致上方睑球结膜和角膜持续异物刺激

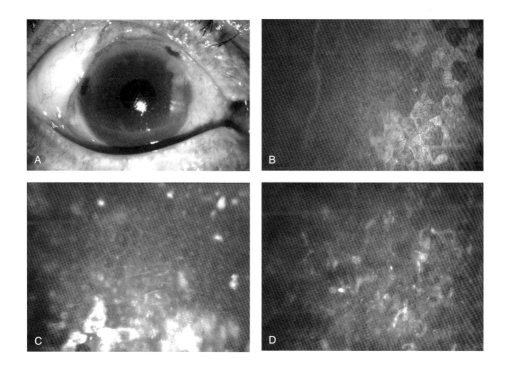

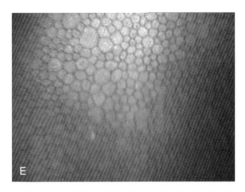

图 3-1-2　青光眼小梁切除术后 2 周,眼异物感、角膜上皮增生

A. 鼻侧角膜呈较宽条带样增生,灰白色混浊,轻度隆起,无浸润;B、C. 角膜共聚焦显微镜检查显示:角膜上皮细胞增生活跃,基底细胞扩大,可见正常神经纤维;D. 角膜基质细胞活跃、不规则,细胞核边界不清;E. 角膜内皮细胞形态部分异常,较多不规则和非六角形细胞,角膜内皮数 1 207 个 /mm^2

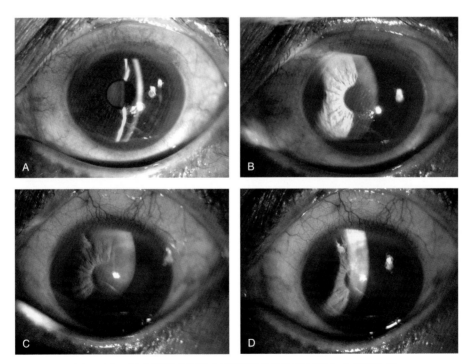

图 3-1-3　青光眼激光周边虹膜切开手术前后角膜上皮病变加重

A. 原发性闭角型青光眼 1 年,应用降眼压药物治疗;角膜上皮病变,窄裂隙灯光带显示不清,呈现角膜透明;B. 宽裂隙灯光带显示角膜上皮点状混浊,眼压 20mmHg;此检查后 1 个月门诊医生给予激光周边虹膜切开术,术后视力时而清晰时而模糊;C、D. 激光周边虹膜切开术后 5 个月,因术后视力逐渐下降,异物感加重 1 个月再次就诊;裂隙灯检查角膜上皮混浊加重伴有基质混浊

（2）角膜上皮混浊的原因分析

①青光眼术前用药：青光眼患者术前长期或多种降眼压药物滴眼,滴眼液的刺激,尤其有些滴眼液含有防腐剂苯扎氯铵[18,19],长期应用对眼表有毒性作用,药物的毒性和频繁滴眼液冲刷结膜囊和泪膜,降低结膜细胞密度,泪膜受到破坏不稳定,造成青光眼患者术前即存在干眼。

②术前高眼压：持续或反复眼压升高、血管痉挛、虹膜睫状体炎性反应影响角膜内皮细胞和角膜上皮细胞的代谢,使角膜上皮细胞脆弱。有研究证实青光眼角膜滞后性（corneal hysteresis）降低[20],说明长期高眼压可能对角膜内部结构造成破坏[21]。

③术中局麻药物、结膜囊消毒和缝线损伤结膜和角膜上皮细胞,结膜切开和滤过泡形成导致眼表变形,泪膜不均匀,尤其结膜和巩膜手术切口不光滑、缝线刺激使结角膜上皮细胞脱落缺损及异常增生。此外已有多篇文献报道术中应用抗代谢药物影响角膜上皮和内皮功能[22,23]。曾有报道,两例应用丝裂霉素C的小梁切除术患者出现了弥漫性角膜上皮病变并伴有上皮下基质水肿及角膜基质融解,导致术后第二个月穿孔[24]。因此手术中需慎重应用抗代谢药物,用药后充分冲洗巩膜、角膜、结膜表面和结膜下,冲洗液压力不可过大、流速过急,冲洗不当也可导致结角膜上皮细胞的丢失。Ono 报道 399 例患者中有 44 例（11%）发现角膜上皮缺损,12 例（3%）发现丝状角膜炎,7 例（2%）发现角膜小凹病变[25]。可见眼表病变是青光眼术后常见的并发症。

④激光的因素：青光眼治疗时,每个个体角膜厚度、前房深度、虹膜色素和眼内的情况均不同,应根据患者病情选择个体化激光治疗,包括激光能量、打孔位置、激光击发次数、术中参数调整等[7],否则就会造成角膜上皮灼伤或内皮损伤。

⑤全身系统性疾病如糖尿病等：由于糖尿病患者角膜敏感性下降,角膜神经纤维减少、泪膜异常、局部微循环异常等[26],易出现角结膜上皮病变。在此基础上各种青光眼手术均会加重泪膜、结角膜损伤,一旦损伤后患者本身的代偿修复功能下降,角膜上皮出现混浊[27,28]。

（3）角膜上皮混浊的预防和治疗：首先关注术前应用降眼压药物的时间,泪膜功能等眼表状态。如果病情允许,尽量应用药物降低眼压,控制血糖或糖化血红蛋白在正常或接近正常范围后实施手术,必须急诊手术时术后需要联合相关的全身治疗。虹膜激光或视网膜激光（新生血管性青光眼）手术时根据患者的角膜厚度、水肿情况、前房深浅等选择合适的激光参数。

当青光眼患者尚未选择手术治疗时,医生应向患者宣教应用青光眼眼药治疗的同时注意应用人工泪液等保护眼表,预防眼表上皮并发症的发生。青光眼小梁切除术是否渗漏取决于巩膜瓣和小梁切除部位的搭配是否合适。笔者数十年经验总结:①巩膜瓣厚度为 1/2 基质厚度,此厚度可以起到最佳活塞作用;②巩膜瓣做成隧道式,小梁切除位置两侧巩膜不切开,小梁切除后巩膜瓣可以全覆盖在小梁切除处,形成一个相对密闭的潜在滤道,术后前房形成、滤过效果良好,很少发生眼表并发症。

术后出现角膜上皮混浊、增生或丝状角膜炎等,可在抗炎治疗的同时应用高浓度激素眼膏;若出现角膜上皮缺损则应用低浓度激素滴眼液,尽量不用眼膏;手术导致的术后眼内炎症反应稳定后,应及时加用人工泪液。如果由于结膜巩膜滤过泡高度隆起导致角膜小凹形成,常规抗炎基础上应用人工泪液大部分可以自行恢复[25],有报道小梁切除术后 90% 的患者有角膜小凹形成,这可能与滤过泡破坏了相邻处的角膜表面泪膜的分布,致泪膜不完整有关。由于小梁术后很长时间眼表不能恢复均匀的球形表面,所以应通过药物改善和重建泪膜功能的稳态[29],需要选择合适的人工泪液和眼药剂型[25,30]。

2. 角膜水肿、内皮细胞功能失代偿

(1)角膜水肿、内皮细胞功能失代偿的临床特点:急性闭角型青光眼急性发作期角膜水肿,水肿的特点是以角膜中央为中心弥漫性水肿,眼压降低后或小梁手术后角膜水肿逐渐减轻并恢复透明,角膜内皮细胞逐渐恢复正常。

手术后如果发生角膜内皮细胞损伤甚至失代偿时角膜水肿不易消退,可能是局部或偏中心水肿,同时伴有角膜上皮水肿、大泡形成或剥脱,眼压正常或偏低,说明角膜水肿并非高眼压所致,而是手术后并发症使角膜内皮细胞损伤和角膜内皮细胞功能失代偿所致。大部分青光眼患者术前眼压经过应用降眼压药物治疗都可降至正常,手术时角膜透明,尽管手术非常顺利,前房形成良好,眼压恢复正常或略低,但术后数天或数月出现角膜上皮、基质和内皮混浊水肿,可能为角膜内皮损伤所致,可发生于术中应用抗代谢药物和未应用抗代谢药物的患者中。如果术前既有角膜水肿,又在高眼压下行小梁切除术,术后角膜水肿不消退并逐渐加重,提示角膜内皮细胞失代偿等病变发生。

激光周边虹膜切开术后发生角膜混浊水肿,其特点是伴有前房轻度房水闪辉,角膜内皮细胞数减少并且异形。根据角膜内皮损伤和失代偿的病变范围和程度,患者表现为术后眼痛、异物感、视物模糊,抗生素、激素、人工泪液和促角膜上皮修复的药物治疗无效(图 3-1-4~ 图 3-1-7)。

(2)角膜水肿、内皮细胞功能失代偿的原因分析

①长期高眼压导致角膜内皮细胞脆弱,原发性闭角型青光眼患者角膜内皮细胞平均密度较同年龄段的正常人下降,急性闭角型青光眼患者的角膜内皮细胞面积较正常人增大[31,32]。应用多种降眼压药物使角膜细胞出现不同程度的毒性反应,手术过程中前房变浅或前房消失,前房注入生理盐水或平衡盐溶液促进前房形成(作者不建议此操作)等导致原本受伤的角膜内皮细胞病变加重。

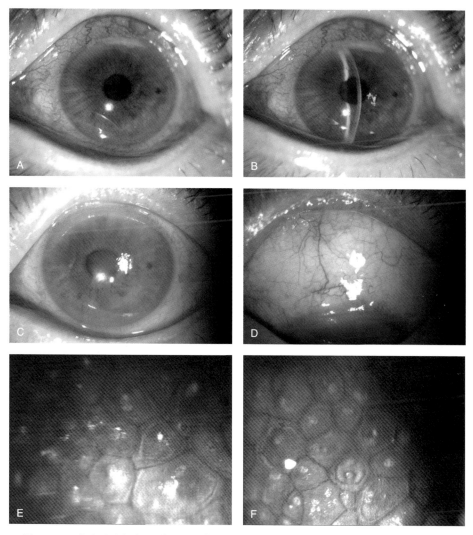

图 3-1-4　青光眼小梁切除术后,角膜水肿,角膜共聚焦显微镜检测角膜内皮细胞异常

A、B. 急性闭角型青光眼慢性期,拟行小梁切除术,应用降眼压药物后角膜透明;C. 小梁切除术后角膜水肿,术中未应用抗代谢药物,眼压 14mmHg;D. 显示小梁切口良好,未发生结膜、巩膜病变等并发症;E. 小梁术后角膜水肿行角膜共聚焦显微镜检查:角膜内皮细胞失去六角形结构,面积增大;F. 经药物治疗 3 个月后角膜水肿消退,角膜内皮细胞数 268 个 /mm²,形态大小较术后好转

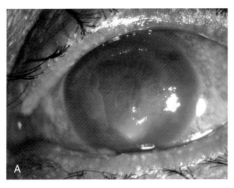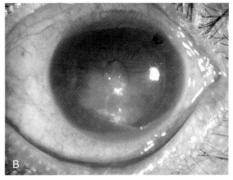

图 3-1-5　青光眼激光周边虹膜切开术后角膜水肿,糖尿病 13 年

A.激光周边虹膜切开术后 15 天,角膜上皮剥脱,基质水肿,后弹力层皱褶,眼压 20mmHg, 颞上方可见周边虹膜较大孔样缺损;B.经过药物治疗 1 个月后,角膜水肿减轻,混浊范围缩小,缺损上皮层再生后完整覆盖于角膜表面

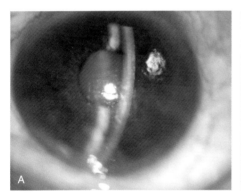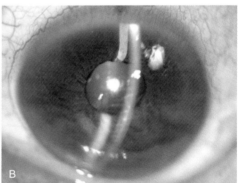

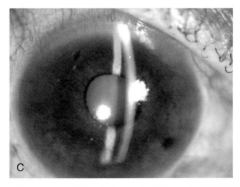

图 3-1-6　糖尿病 20 年,右眼新生血管性青光眼,左眼糖尿病性视网膜病变,双眼行视网膜激光光凝术治疗第 2 天角膜水肿

A.左眼视网膜氩激光治疗后角膜上皮病变、基质混浊;B.光带焦点向后移动时进一步显示左眼角膜后弹力层皱褶,基质轻度水肿;C.右眼可见虹膜新生血管,视网膜氩激光治疗后角膜上皮粗糙

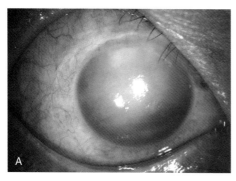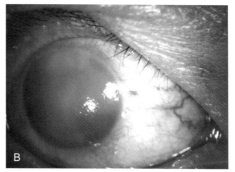

图 3-1-7　急性闭角型青光眼小梁手术后角膜内皮细胞功能失代偿 2 年

A. 全角膜水肿,基质灰白色混浊,上方可见手术缝线;B. 眼球右转可见角膜水肿同上,隐约可见瞳孔大,向上方移位,上方角膜混浊重,未见瞳孔上缘

还有一个非常重要但易被忽视的问题就是术后角膜内皮细胞的病毒感染,包括单纯疱疹病毒、巨细胞病毒等,因图 3-1-4 病例未采集房水,共聚焦显微镜检查角膜内皮细胞未见鹰眼细胞,故考虑手术刺激因素更多。

②需要激光治疗的青光眼患者由于眼压高或应用降眼压药物,多数患者出现干眼和眼表异常。术前应用表面麻醉剂、散瞳剂和三面镜置于结膜囊中均可以影响角膜上皮组织。应用激光能量或每次激光焦点的虚实、次数以及时间等影响手术结果。能量过大、焦点不实、激光激发次数过多、时间过长造成角膜热烧伤,尤其内皮细胞只是一单层细胞,更易损伤。图 3-1-5 病例可见虹膜激光孔较大,上述因素均有可能。糖尿病患者糖代谢异常势必影响角膜、虹膜等眼组织的正常代谢[33],可能发生与之相关的眼部并发症,包括白内障、青光眼、缺血性视神经病变、脑神经麻痹和复发性角膜侵蚀综合征[34]。其中糖尿病患者角膜基底膜下神经密度降低是重要的病理基础[35,36],而处于病理性代谢中的眼组织则更易发生病变。

③急性闭角型青光眼急性发作期行小梁手术难度较大,一种情况是眼压降至正常或接近正常,再行小梁手术。另一种情况是药物降眼压效果欠佳,为尽快挽救视力,需要高眼压下手术,此时多数伴有角膜水肿、内皮病变、浅前房、虹膜萎缩、瞳孔散大等,手术难度较大,并发症较多。小梁手术包括其他各类外引流手术,容易损伤角膜内皮,比如手术器械反复进入前房促使虹膜复位,瞳孔大,虹膜萎缩,脱出的虹膜很难恢复,晶状体膨胀、前房消失、前房注水或黏弹剂促进前房形成等操作都会进一步损伤角膜内皮细胞。术后角膜内皮细胞失代偿未及时治疗,角膜长期水肿,基质细胞和基质纤维病变,代偿修复转变为成纤维细胞,从而导致基质混浊。

(3)角膜水肿、内皮细胞功能失代偿的预防和治疗:无论何种类型青光眼一旦视神经受损则不可逆地发生视觉障碍,因此早期诊断、早期治疗至关重要。目前针对青光眼治疗最为普遍和最为有效的措施就是通过药物和手术(包括激光)降低眼压[4],同时尽可能解决眼压升高的次要原因(如炎症、感染和缺血等)[37]。由于青光眼是眼科常见致盲眼病,尽管治疗青光眼的药物很多,但很多青光眼尤其是闭角型青光眼,为达到最佳治疗效果,手术治疗仍为首选。小梁切除术是降低眼压最常采用的眼外引流术,虹膜激光手术作为内引流预防瞳孔阻滞、视网膜激光手术预防和控制新生血管性青光眼均已成为常规治疗,是基层医院和中青年眼科医生最早掌握的眼科手术之一,但是要做好青光眼手术却不是易事。术后一旦出现角膜水肿甚至内皮细胞失代偿是青光眼手术较为严重的并发症。

规避以上风险包括:

①术前尽可能充分药物降低眼压,尤其糖尿病、高龄伴有白内障的患者,主要检查眼睑、结膜、角膜等病变,慢性睑缘炎、沙眼等需要治疗。

②手术准备过程中滴用麻醉剂 2~3 次即可,许多青光眼患者由于高眼压角膜内皮细胞功能受到影响,角膜上皮较疏松,即使没有出现水肿,角膜上皮也易剥脱。手术医生不仅要熟悉正常眼的生理解剖,还要了解每个青光眼患者发病后的病理解剖结构和特点,比如角膜缘、角膜、虹膜、晶状体等。前房充填应使用平衡盐溶液,前房极浅时可选择应用黏弹剂保护角膜。术中慎重使用抗代谢药物,小梁手术精准做到隧道式小梁切除(见后节文章介绍),保障前房形成良好,减少手术器械进入眼内的次数,避免损伤角膜内皮细胞。如果联合白内障手术,尤其联合超声乳化手术和人工晶状体植入术,注意术中保护角膜内皮,并建议有经验的医生手术。

无论哪一种激光手术都要注意保护角膜,熟练掌握激光设备的各项参数,患者术中坐姿舒适稳定,适当应用表面麻醉药物,医生手持接触镜固定好眼球,接触镜涂满检查液并注意及时补充,因所应用的检查液有助于减轻角膜组织吸收激光能量后产生的热效应[38],激光治疗结束后注意检查患者角膜上皮、内皮和眼内反应。

③手术或激光治疗后发生角膜水肿首先注意眼压,必要时全身和局部降眼压药物治疗。应用高浓度或低浓度激素滴眼,维生素 C 静脉滴注,口服和局部应用神经营养剂改善眼表及眼内微循环,避免应用高渗剂,会加重角膜内皮细胞 Na^+-K^+ 泵的代谢负担,加重角膜水肿[39]。如果内皮细胞损伤较轻,及时治疗角膜有望恢复透明,但内皮细胞数量会减少(见图 3-1-4、图 3-1-8)。如果较重则出现不可逆的角膜内皮细胞失代偿,需要角膜移植手术治疗(图 3-1-9~图 3-1-12)。

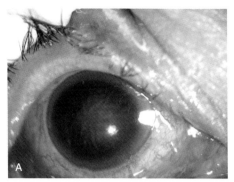
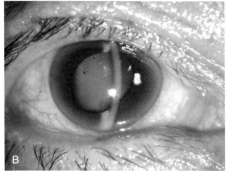
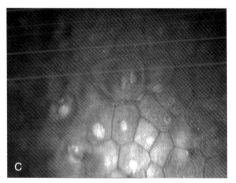

图 3-1-8　急性闭角型青光眼术前术后角膜变化

A. 急性闭角型青光眼急性发作期,角膜水肿,瞳孔散大,角膜内皮细胞显示不清;B. 小梁切除术后(A 图后)21 天,眼压降至 12mmHg,经激素等药物治疗后角膜恢复透明,瞳孔散大,晶状体混浊,前囊色素沉着;C. 小梁切除术后与 B 图同一时间行角膜共聚焦显微镜检查显示角膜内皮细胞面积增大,呈现四角形、五角形、六角形等细胞形态,角膜内皮数 901 个 /mm²

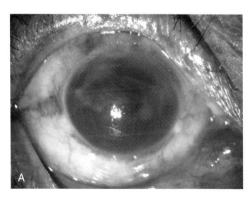
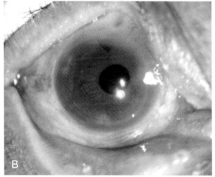

图 3-1-9　原发性闭角型青光眼小梁手术后角膜内皮细胞功能失代偿

A. 角膜水肿混浊,上方可见虹膜周边切除呈三角形缺损;B. 角膜内皮移植术后 2 年,角膜透明,眼压 11mmHg,视力 0.3

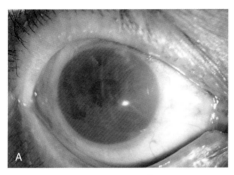
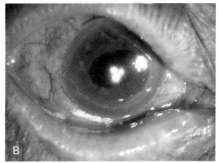
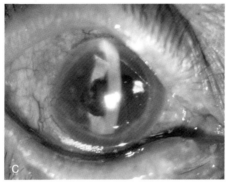

图 3-1-10　糖尿病 6 年，小梁切除术后 2 年，角膜内皮失代偿 1 年，行角膜内皮移植手术治疗

A. 急性闭角型青光眼小梁术后角膜内皮失代偿已经 1 年；B、C. 超声乳化白内障摘除联合 IOL 植入术 + 角膜内皮移植术后 3 个月，角膜透明，手术切口位于颞上方，眼压 12mmHg，视力 0.3

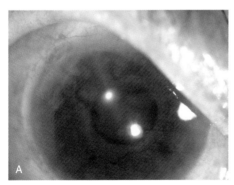
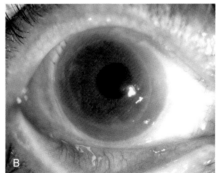

图 3-1-11　青光眼 + 白内障手术后 3 年，角膜内皮细胞功能失代偿 3 年，脉络膜脱离 1 年，行角膜内皮移植术

A. 角膜水肿，IOL 位置正常，瞳孔圆形居中，眼压 13.2mmHg；B. 角膜内皮移植术后 1 年余，角膜透明，为保护原有青光眼滤道，移植手术切口位于颞上方，眼压 13mmHg，视力 0.15，脉络膜脱离痊愈

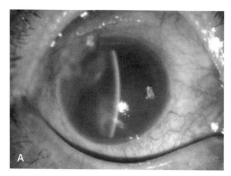
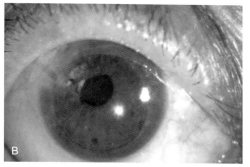
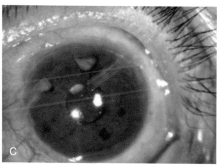

图 3-1-12 双眼开角型青光眼先后两次行小梁切除术后眼压失控,分别行青光眼阀植入术后10 年,双眼白内障摘除 + IOL 植入术后 9 年,右眼角膜内皮细胞功能失代偿半年
A. 右眼青光眼减压阀植入术后可见引流管与角膜内皮接触部角膜灰白色混浊,角膜水肿,隐约见上方和颞上方周边虹膜萎缩缺损;B. 右眼角膜内皮移植术后 5 个月,引流管头部剪短后位置良好,角膜透明,前房形成良好,瞳孔圆形略向上移位,眼压:15.1mmHg,视力 0.25;C. 左眼青光眼减压阀植入术后,可见引流管达瞳孔区(眼内硅胶管过长),上方和鼻上方周边虹膜缺损,视力 0.1,眼压 10mmHg

　　对于难治性青光眼或小梁手术失败的病例,需要保留有用的视力,选择青光眼减压阀植入作为房水引流的手术被较多眼科医生所接受[12]。青光眼引流植入体(GDI)手术是治疗难治性青光眼的一个重要进展。最近的随机临床试验比较了该技术与标准小梁切除术的疗效和安全性,目前有几种类型的植入体,它们的表面积、形状、组成以及是否有限制流量的阀门都有所不同。但 GDI 手术的潜在风险是可能发生低眼压、运动障碍或角膜内皮细胞失代偿等并发症[40]。前房植入引流管的位置和长度至关重要(眼内 2~3mm,斜面向上),如果硅胶管接触到角膜内皮会导致角膜内皮失代偿。因此尽管青光眼手术是大多数眼科医生所能开展的治疗方法,但较好地完成青光眼手术、减少并发症还是不容易做到的。

　　无论哪一种类型青光眼因其早期损伤的是视野,表现为视野缩小,中心视力尚有保留。对于视野已经缩小的青光眼患者,意味着病史时间长,持续的病理性高眼压对角膜的影响更大,所以提示对于视野已经有缺损的患者,手术更要注意保护角膜。

第二节　术后结膜并发症——滤过泡瘢痕或囊肿

一、概述

各种类型青光眼药物治疗无效或效果欠佳时(视野进行性损害),最终选择手术治疗。巩膜瓣下小梁切除术是大多数眼科医师首选术式:建立眼外引流途径,将房水自前房经巩膜瓣下间接引流至球结膜下间隙(滤过泡),具有良好的降眼压效果,同时减少术后低眼压、浅前房及眼内炎等并发症[41]。尽管如此,伤口愈合和瘢痕形成可能导致水泡纤维化,滤过失效。据报道,青光眼滤过术后创面的愈合反应是决定最终眼压的最重要的危险因素[42]。

二、结膜并发症的类型、特点、原因、预防和治疗

1. 结膜下滤过泡瘢痕
2. 结膜下囊肿

因为两种并发症经常同时发生,故统一分析。

(1)滤过泡瘢痕或囊肿形成的临床特点:因为手术多在上方角膜缘处,切开球结膜和巩膜,患者术后在滤过处球结膜隆起、白色瘢痕形成,或者在上方球结膜下形成透明样一个或多个囊肿,病变高出于眼球表面,导致瞬目异物感、泪膜不光滑,角膜表面不平易形成角膜小凹、严重散光等。一旦出现上述问题时常伴有房水外引流滤过失败,所以结膜和巩膜创面的愈合状态是小梁切除术成功的重要因素[43](图 3-2-1~ 图 3-2-5)。

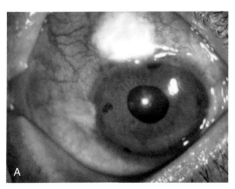
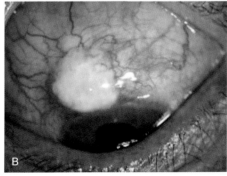

图 3-2-1　33 岁男性患者,外伤后继发青光眼,小梁切除术后 4 个月,上方滤过泡处半球形隆起,白色变性,眼压 20mmHg

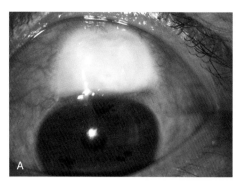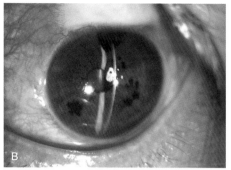

图 3-2-2　小梁切除术后上方滤过泡隆起,黄白色变性,患者异物感较重

A.滤过泡处球结膜高度隆起形成囊肿样改变;B.角膜透明,前房略浅,虹膜周边切除清晰,瞳孔圆形居中

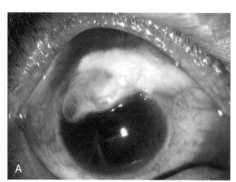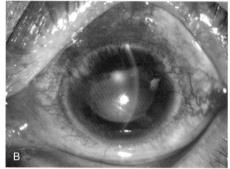

图 3-2-3　双眼青光眼术后,糖尿病 7 年

A.右眼上方小梁术后形成角巩膜下层间囊肿,而非植入性虹膜囊肿;B.左眼青光眼联合白内障 + IOL 植入术后上方角膜缘大量新生血管形成

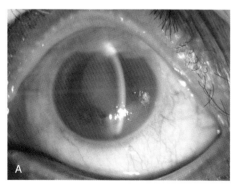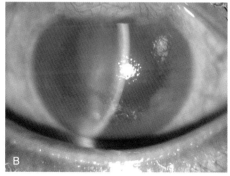

图 3-2-4　青光眼小梁切除术后 14 年,眼压失控 3 年

A.上方角膜缘和结膜巩膜瘢痕形成;B.角膜内皮失代偿,角膜水肿,眼压 37mmHg

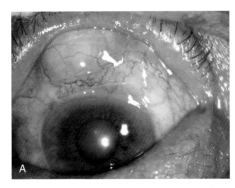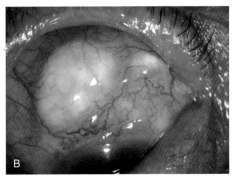

图 3-2-5　原发性闭角型青光眼小梁切除术后结膜下囊肿形成

（2）滤过泡瘢痕或囊肿形成的原因分析

①小梁切除处巩膜瓣过薄，基质组织变性，滤过泡区结膜组织血管结构减少，上皮细胞层变薄或消失，杯状细胞密度下降，结膜上皮屏障功能受损。

形成薄壁滤过泡的组织病理学变化：滤过泡结膜上皮变性、厚薄不一、局部萎缩变薄甚至上皮缺如，上皮下纤维结缔组织变性、增生或结膜下有疏松、囊腔样纤维组织，结膜上皮内生，上皮下形成囊样腔隙，甚至形成结膜下上皮植入性囊肿[44]。

②为避免滤道粘连，术中使用丝裂霉素 C 或者巩膜瓣烧灼过度，在滤泡中央形成无血管区，创面愈合过程中，中央无血管区逐渐被周围新生血管组织瘢痕化，瘢痕化的周边滤过泡失去引流房水的作用，使引流面积减小，潴留于滤过泡内的房水产生的压力增大，导致滤过泡逐渐隆起[45]。有研究证明滤过性青光眼手术后，滤过泡纤维化仍然是控制眼压的主要障碍，结膜组织结构的改变以及房水流出引起的间质液流量和含量的改变可能是纤维化的重要驱动因素[46]。当手术切口偏向角膜时，滤过泡隆起会使角膜层间水肿，部分前基质也形成泡状分离。

③做滤过道时球结膜下筋膜分离不完全，在此基础上做巩膜瓣的剖切易使切面较浅，仅剥离巩膜上皮层或巩膜浅基质层，手术切口边缘过早愈合，房水流出时逐渐形成限制性泡性隆起。

④巩膜瓣剖切不光滑，形成类锯齿状创面，加速创面不规则愈合。由于边缘不光滑，上皮增生瘢痕形成加速。

巩膜瓣创口和创面愈合途径包括四个阶段：凝血、炎症、增殖和重塑。早期阶段，该过程是通过从切开的脉管系统中立即渗出血浆蛋白、血细胞和血小板，以及释放局部激素（例如前列腺素，白三烯，组胺和 5- 羟色胺）来控制的。在伤口愈合的后续步骤中，活化的血小板通过释放多种化学物质和生长因子，例如血小板活化因子、5- 羟色胺、凝血酶、血栓烷 A2、血小板衍生生长因子（PDGF）、结缔组织生长因子、血管内皮生长因子（VEGF）和胰岛素样生长因子等。细胞因子和趋化因子，包括白介素 -1（IL-1）、IL-8，转化生长因子（TGF-β_1 和 β_2）和巨噬细胞炎症蛋白也被分泌出来，并充当有效的炎症化学吸引剂。同时，凝血因子被激活，凝血过程通过复杂的级联反应进行[42,46]。炎症阶段是通过嗜中性粒细胞的流入而引发的。单核细胞分化为组织巨噬细胞，对调节愈合过程具有重要作用[42]。在增殖期，上皮细胞的增殖在组织损伤后数小时内在伤口边缘开始。血管生成和纤维化共同产生了新的组织基质，成纤维细胞具有关键作用。血管生成通常在伤口形成后不久开始，从血小板和巨噬细胞释放促血管生成因子，例如成纤维细胞生长因子和 VEGF，在伤口愈合的最终阶段这种原始的纤维血管组织演变成瘢痕。纤溶酶原激活物和基质金属蛋白酶（MMP）介导的细胞外基质（ECM）降解和成纤维细胞凋亡参与瘢痕形成[47,48]。

目前虽然尚未完全阐明为什么有些患者会出现滤过泡失败，但一些危险因素已被关注，例如无晶状体、年龄较小、眼部炎症和新生血管性青光眼、种族起源，既往手术，局部抗青光眼药物的广泛应用等，还与糖尿病和其他眼部疾病也有相关性[49,50]。

⑤由于滤过泡的瘢痕隆起和囊肿形成，导致泪膜和眼表面不规则，大多数患者都能感觉到"水泡"，并有不同程度的不适，如灼烧感、异物感、流泪、疼痛或视物模糊等。症状常见于较大较高隆起的水泡或扩展到角膜的水泡，如果形成角膜小凹会引起疼痛甚至角膜穿孔[51]。反之这些眼表异常改变刺激结膜上皮的增生瘢痕化。

⑥担心小梁切除术后浅前房，巩膜瓣边缘和球结膜创缘过度缝合，刺激上皮增生和瘢痕形成。尤其年龄较轻或糖尿病患者内科治疗效果欠佳、长期应用降眼压剂和严重干眼时更易发生。

（3）滤过泡瘢痕或囊肿形成的预防和治疗

①小梁切除手术角膜缘切口：沿角膜缘全层切开球结膜后，Tenon 囊的筋膜位于结膜止点后，即角膜缘后 1~2mm，将筋膜完整分离后才可暴露光滑的巩膜表面。若筋膜分离不彻底，做巩膜瓣时形成潜在的上皮增生支架，巩膜瓣边缘易形成瘢痕，房水排出受限，在巩膜瓣层间形成泡性隆起（图 3-2-6）。

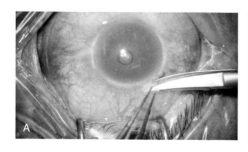
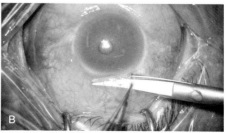

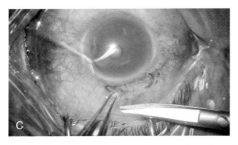
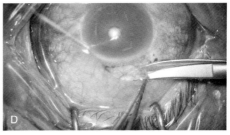

图 3-2-6　球结膜和球筋膜与角膜缘的位置

A、B. 球结膜沿角膜缘分离剪开；C、D. 正常球筋膜位于球结膜和角膜缘附着点后 1mm，止于角膜缘后巩膜表面，小梁切除手术时需将球结膜和球筋膜完全剪开方可充分暴露巩膜

②巩膜瓣切口垂直巩膜表面达 1/2 深度，此深度位于巩膜基质层中间，巩膜纤维排列较整齐致密，巩膜瓣层面较光滑易分离，层间不宜形成粘连，保持滤道均匀通畅。创缘切口垂直，术后密闭好，上皮不易植入层间形成囊肿。

③巩膜瓣切口不易靠前超过角膜缘，笔者数十年小梁切除术经验：隧道式巩膜瓣小梁切除术术后滤过效果好，不易发生浅前房，滤道平缓无需调整缝线，较少发生高隆起的滤过泡和囊肿。要求术者充分掌握角膜缘解剖标志和手术经验，小梁组织切除和虹膜根部切除后即可见 2~3 个睫状突是最佳位置，巩膜瓣复位后前房已形成，无须前房注水或注入黏弹剂、空气等（图 3-2-7）。

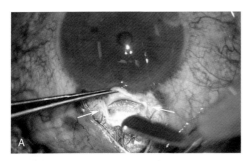
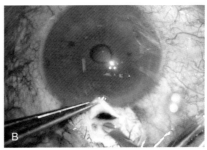
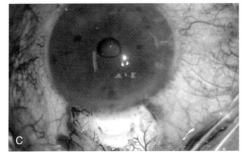

图 3-2-7　隧道式小梁切除术

A. 箭头所示小梁切除两端不切开，避免房水渗漏；B. 小梁切除虹膜根部切除后可见 3 个睫状突，提示小梁切除位置准确；C. 巩膜瓣复位后前房已形成

④角膜缘切口的结膜组织正常复位，无需多缝线加固缝合。术后浅前房渗漏主要原因受巩膜瓣的位置、小梁切除的位置不佳所影响，结膜组织缝合并非主

要因素。如果小梁切除处理不当,即使结膜缝合再紧密仍可出现浅前房。笔者数十年小梁切除术后结膜瓣不缝合、不做调节性缝线,术后前房形成均良好,极少发生浅前房、前房形成迟缓、恶性青光眼及脉络膜脱离等并发症。房水流出动力学主要取决于巩膜瓣和小梁切除术之间位置匹配是否合适,减少滤道渗漏并能保持良好的"活塞"作用时间较久,方可达到手术效果。

关于术后眼球按摩的眼表并发症:

青光眼小梁切除术后少数患者早期由于巩膜瓣水肿、层间间隙张力大、贴附较紧,房水滤过受阻,眼压会有一过性升高,此时前房轻度房水闪辉,前房深度略浅,轻压眼球后房水流出,眼压立即降低。经过术后应用抗炎药物,巩膜瓣和创面水肿减轻后(大约 3 天左右)房水自然滤过通畅,眼压降至正常或偏低,达到小梁术后的理想状态。尚有一些患者由于滤过道种种原因使房水排出不畅,常用的方法是通过眼球按摩给眼球施压,将房水挤压流出,达到降眼压目的。因为多数手术部位在眼球上方,故眼球按摩常采用的方法是眼睛向上注视,手指轻压下眼睑给眼球施压,有效按摩 2~3 次即可使房水流出,而不是一次按摩多少回(有的医生指导患者 1 次按摩 100 回)。常见并发症是结角膜上皮擦伤、滤道高度隆起(虹膜脱出嵌顿)[52]、甚至发生角膜后弹力层剥脱、圆锥角膜等[53]。还有报道指压按摩后滤过泡内形成巨大的血肿和发生前房积血[54]。所以必须进行眼球按摩时医生应给予患者正确指导。

⑤术后应用高浓度糖皮质激素滴眼液或眼膏点眼,减少瘢痕形成和炎症反应。术前即开始应用激素滴眼液治疗,减轻结膜、虹膜睫状体由于高眼压导致的炎性反应(水肿、充血、炎性介质释出等)。虽然开角型青光眼中,文献报道46%~92% 的患者可能发生类固醇诱导的眼压升高,其机制为类固醇会导致小梁网的细胞外沉积,增加小梁网流出阻力[55],但在手术后的青光眼患者中该患病率降低到 17%~36%[56]。提出的解释是:在手术的眼睛中,大量的房水通过形成的滤道绕过小梁网,而小梁网是类固醇诱导的抵抗力的主要部位[57,58]。激素性滴眼液和眼膏持续用药 1 个月,很快减轻眼内的炎性反应,并使巩膜瓣层间、切缘以及结膜下瘢痕性增生减轻并延缓。

⑥关于抗代谢药物的应用,MMC 和 5-FU 等抗纤维化剂可通过修饰成纤维细胞活性和增殖来防止瘢痕形成。在过去的三十年中,这些药物已成功地用作青光眼手术的辅助疗法。它们很有效,但有威胁视力的并发症的风险,包括:薄壁囊性滤泡的形成、晚期滤泡渗漏、滤泡感染、眼内炎、黄斑病变和角膜上皮毒性损伤[59~61]。对于青光眼手术失败风险较高的患者(包括白内障和青光眼联合手术,先前的白内障手术或先前的小梁切除术失败)或需要极低目标眼压的患者,其应用达到降眼压的远期效果更好[62,63]。

在滤过手术中,术后管理有时可能比手术本身更具挑战性。良好的术前评估、细致的术中技巧和恰当的术后管理是所有病例成功的必要条件。需要长期监测小梁切除术后的滤道、结角膜和前房状况,以尽量减少后期并发症。

第三节　术后感染和葡萄膜炎

一、概述

青光眼术后创口感染甚至眼内炎是青光眼手术相关严重并发症。由于青光眼手术是引流手术,使完整封闭的眼球处于内外交通的半开放状态。小梁切除术是在角巩膜部位做了一个"活塞",当眼内压升高时房水从小梁切除口流到巩膜瓣下,排到眼球外部结膜下,如果揉眼或压迫眼球时也可产生眼内负压将眼外液体吸入眼内而带入病原菌,眼表一旦污染则易导致感染。

二、炎症反应的类型、特点、原因、预防和治疗

1. 角膜溃疡、眼内炎

(1)青光眼术后角膜感染和眼内炎临床特点

患者术后表现为眼红、眼痛,症状重于常规手术后一般状况。早期可见滤过道处局部充血重,压痛明显,黏液脓性分泌物或渗出物形成,进一步发展眼痛等刺激症状加重,出现角膜混浊、脓疡形成,前房房水混浊、纤维素性渗出,前房积脓,玻璃体混浊等典型眼内炎症状和体征(图 3-3-1,图 3-3-2)。

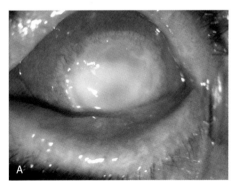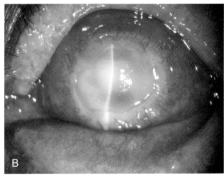

图 3-3-1　83 岁患者,左眼青光眼小梁切除术后 20 天

A.结膜混合充血,上方结膜下可见两处高密度黄白色病灶,睑缘肥厚充血,睑板腺开口结构不清,角膜上皮大片状剥脱,角膜后白色混浊,上方重;B.广谱抗生素频繁滴眼、玻璃体内注射万古霉素 + 头孢他啶后 2 天,混合充血略减轻,上方结膜下黄白色病灶变淡,角膜后混浊略限局,进一步清晰显示出角膜混浊上方重,提示角膜后脓疡

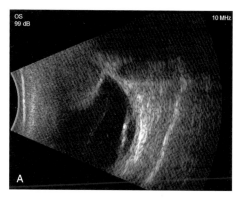
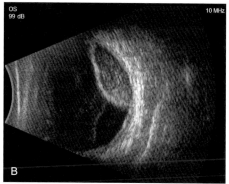
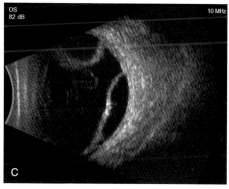

图 3-3-2　上述患者 B 超检查

A、B. 与图 3-3-1A 同时间 B 超检查左眼显示：玻璃体泥沙样混浊，脉络膜脱离；C. 广谱抗生素频繁滴眼、玻璃体内注射万古霉素 + 头孢他啶后 3 天复查左眼 B 超，显示：玻璃体腔泥沙样混浊减轻，脉络膜脱离同前

（2）青光眼术后角膜感染和眼内炎的原因分析

①与手术相关因素：常见小梁手术的巩膜瓣过薄或过度应用抗代谢药物，术后形成薄壁微囊状滤过泡，易破裂形成眼内外交通。较理想的小梁切除术只有当眼内压升高时房水向眼外排出，眼压正常或偏低时巩膜瓣密闭维持眼球完整性。感染通常开始于结膜下间隙，经薄壁破裂处或囊泡下扩散到前房和玻璃体腔。尤其术后形成筋膜囊肿或滤泡范围过大，使前房向外扩张时更易致眼内感染。有文献报告发生感染的时间从术后几天到术后 20 年不等[64]，尽管小梁切除术后，与滤过泡相关的感染是一种罕见的并发症，可能局限于滤过泡局部，但也可能导致眼内炎，严重威胁视力[65]。而一旦滤过泡感染，极易并发眼内炎[66]。

与手术相关的其他感染危险因素包括近视、存在可松解的缝合线、位于睑裂处或下方手术部位、巩膜瓣做得过小起不到保护小梁切除处缺口创面，球结膜破裂等[66]。与手术相关的术后因素包括术后围手术期管理失误，患者用药依从性差,其中医生的宣教也是重要一环。患者保持结膜囊卫生,勿洗眼、勿自行用棉签等细节至关重要。

②与眼表相关因素:术前常规抗生素滴眼清除结膜囊细菌,各级医师均已良好地执行,但一些慢性感染性眼表疾病易被忽略。据报道,慢性睑缘炎及眼表疾病是引起青光眼术后滤过泡炎的危险因素之一,严重时滤过泡炎发病率可达6.3%,与滤过泡相关的眼内炎可达 7.5%[65]。图 3-3-1 病例患者高龄,可见睑缘肥厚结构紊乱,睑结膜可见瘢痕形成,故该患者同时患有沙眼、睑缘炎等慢性疾病,术前眼表微环境处于感染状态并未有充分抗菌治疗。而对于睑缘炎和沙眼的治疗不仅应用抗生素滴眼液,同时应用抗生素眼膏治疗效果更佳,而且药物治疗时间应足够长,这些相关的慢性感染性疾病治疗时间常需要数月[67,68]。因此术前眼表疾病的及时诊断与治疗需要高度重视。

③局部和全身疾病:糖尿病患者易出现术后感染,尤其糖尿病病史长、血糖控制欠佳者更具有高风险[69]。伴有系统性疾病长期应用激素或免疫抑制剂患者感染风险高[70]。长期应用各种滴眼液滴眼患者易导致药物性结膜病变,在行青光眼手术时结膜组织易破损,影响滤过泡的安全性[71~73]。

(3)青光眼术后角膜感染和眼内炎的治疗

常见感染的病原菌:链球菌属、葡萄球菌属及流感嗜血杆菌属[74]。细菌感染类型也可存在区域性差异。围手术期有效广谱抗生素滴眼液滴眼,术前必要时频繁滴眼。术中严格无菌操作,术后严格管理、严密随访,加强全身疾病等治疗。向患者详细宣教至关重要。

一旦发生眼内炎立即转诊给专科医生及时处置或手术治疗,以免像本病例一样角膜已经形成脓疡,失去了进一步手术机会。

2. 慢性葡萄膜炎

(1)青光眼术后慢性葡萄膜炎的临床特点:青光眼术后尤其是青光眼引流管植入术后长期眼红、不适感,无明显眼痛,眼压正常。眼部检查:引流管植入处睫状充血,角膜后散在灰白色和色素性 KP,前房积脓样渗出,玻璃体混浊(图 3-3-3)。

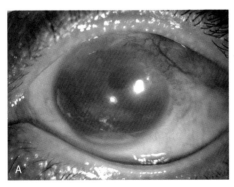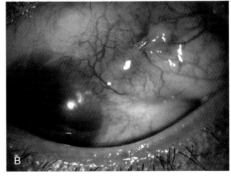

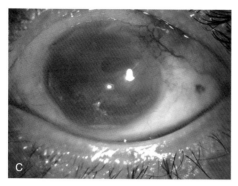
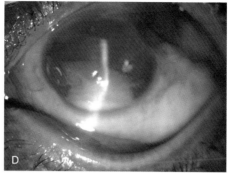
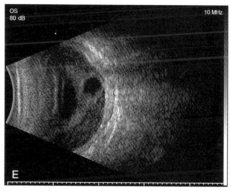

图 3-3-3　外伤 50 年,白内障术后 6 年,青光眼阀植入后 2 年半,眼红 2 年
A.左眼颞上方球结膜睫状充血,隐约可见青光眼引流管,角膜轻度水肿混浊,前房下方黄白色渗出,眼压 15mmHg,视力光感;B.颞上方青光眼引流管部分暴露于结膜外;C.经球结膜和筋膜的修补术后 1 个月,同时应用激素和抗生素治疗,引流管位置佳,球结膜愈合良,眼内渗出明显好转,眼压 16mmHg,视力光感;D.距离图 A 1 年以后,患者自行停药 10 个月,持续眼红半年,无明显眼痛,眼压 4mmHg,图中可见结膜轻度充血,角膜水肿混浊加重,前房渗出加重,但不同于眼内炎的前房积脓,青光眼引流管位置正常,视力:无光感;E.与图 D 同时间 B 超显示玻璃体高度混浊、眼球壁增厚

（2）青光眼术后葡萄膜炎的原因分析:青光眼引流阀植入后眼部并发症包括:导管暴露、角膜内皮失代偿、眼内炎以及复视、斜视等[75]。由于暴露在外的导管为微生物从眼表和结膜进入眼内的直接通道,因此,发展至晚期是眼内炎的主要危险因素。角膜内皮失代偿的发生率文献报道 9%~27%[74],引流植入物导致内皮损伤的确切机制尚不完全清楚,如随着心跳间歇性管 - 角膜接触、前房炎症反应、管 - 葡萄膜接触、硅胶管异体反应等因素,都是这些患者内皮损伤的潜在机制。图 3-3-3 患者引流管由于眨眼、眼球运动等植入后无明显眼痛症状,应用激素和抗生素滴眼液、眼膏治疗后好转,可能为引流管长期刺激角膜和进入眼内部位的虹膜睫状体导致慢性葡萄膜炎,后期没有及时巩固治疗发生全葡萄膜炎。

（3）青光眼术后葡萄膜炎的治疗

青光眼术后严重的葡萄膜炎并不多见，一旦诊断明确，需要长期激素治疗，必要时取出眼内植入物。

> **小结**：青光眼作为常规手术是眼科医生较早入门掌握的临床技能，各类手术达到有效降眼压的同时，才能保证视野不丢，生活无忧！充分关注和减少青光眼手术眼表并发症的发生才能保证青光眼术后永久的视功能！

参 考 文 献

［1］HOFFMANN E M, LAMPARTER J. Differentiation of ocular hypertension. Der Ophthalmologe, 2016, 113 (8): 715-728.

［2］KILLER H E, A PIRCHER. Normal tension glaucoma: review of current understanding and mechanisms of the pathogenesis. Eye (Lond), 2018, 32 (5): 924-930.

［3］JONAS J B, AUNG T, BOURNE R R, et al., Glaucoma. Lancet, 2017, 390 (10108): 2183-2193.

［4］WEINREB R N, T AUNG, F A MEDEIROS. The pathophysiology and treatment of glaucoma: a review. JAMA, 2014, 311 (18): 1901-1911.

［5］CONLON R, H SAHEB, AHMED, I I K. Glaucoma treatment trends: a review. Can J Ophthalmol, 2017, 52 (1): 114-124.

［6］KOIKE KJ, PT CHANG. Trabeculectomy: a brief history and review of current trends. Int Ophthalmol Clin, 2018, 58 (3): 117-133.

［7］GIEREK-LAPINSKA A, R LESZCZYNSKI. Laser therapy in the treatment of glaucoma. Klin Oczna, 2004, 106 (1-2 Suppl): 269-272.

［8］MARSHALL LL, RL HAYSLETT, GA STEVENS. Therapy for open-angle glaucoma. Consult Pharm, 2018, 33 (8): 432-445.

［9］AMOOZGAR B, PHAN E N, LIN S C, et al., Update on ciliary body laser procedures. Curr Opin Ophthalmol, 2017, 28 (2): 181-186.

［10］RODRIGUES GB, ABE R Y, ZANGALLI C, et al. Neovascular glaucoma: a review. Int J Retina Vitreous, 2016 2: 26.

［11］RIVA I, ROBERTI G, KATSANOS A, et al. A review of the ahmed glaucoma valve implant and comparison with other surgical operations. Adv Ther, 2017, 34 (4): 834-847.

［12］AREF AA, SJ GEDDE, DL BUDENZ. Glaucoma drainage implant surgery. Dev Ophthalmol, 2017, 59: 43-52.

［13］RAZEGHINEJAD MR, GL SPAETH. A history of the surgical management of glaucoma. Optom Vis Sci, 2011, 88 (1): E39-47.

［14］SUGAR HS. Glaucoma. Br J Ophthalmol, 1964, 48 (9): 513.

［15］ VIJAYA L, MANISH P, RONNIE G, et al. Management of complications in glaucoma surgery. Indian J Ophthalmol, 2011, 59 Suppl (Suppl1): S131-S140.

［16］ SAWCHYN AK, MA SLABAUGH. Innovations and adaptations in trabeculectomy. Curr Opin Ophthalmol, 2016, 27 (2): 158-163.

［17］ KHAW PT, CHIANG M, SHAH P, et al. Enhanced trabeculectomy: the moorfields safer surgery system. Dev Ophthalmol, 2017, 59: 15-35.

［18］ Chibret, H., Ocular toxicity of benzalkonium. Ann Pharm Fr, 2011. 69 (2): p. 108-115.

［19］ BAUDOUIN C. Side effects of antiglaucomatous drugs on the ocular surface. Curr Opin Ophthalmol, 1996, 7 (2): 80-86.

［20］ LIANG L, R ZHANG, LY HE. Corneal hysteresis and glaucoma. Int Ophthalmol, 2019, 39 (8): 1909-1916.

［21］ JANSON BJ, ALWARD WL, KWON YH, et al. Glaucoma-associated corneal endothelial cell damage: a review. Surv Ophthalmol, 2018, 63 (4): 500-506.

［22］ HIGASHIDE T, NISHINO T, SAKAGUCHI K, et al. Determinants of corneal endothelial cell loss after trabeculectomy with mitomycin C. J Glaucoma, 2019, 28 (1): 61-67.

［23］ COPPENS G, P MAUDGAL. Corneal complications of intraoperative Mitomycin C in glaucoma surgery. Bull Soc Belge Ophtalmol, 2010 (314): 19-23.

［24］ 李骏, 庞琳. 抗青光眼滤过术应用5—氟尿嘧啶和丝裂霉素C对泪膜的影响. 中华眼科杂志, 2001, 37 (1): 43-47.

［25］ Ono T, YUKI K, OZEKI N, et al. Ocular surface complications after trabeculectomy: incidence, risk factors, time course and prognosis. Ophthalmologica, 2013, 230 (2): 93-99.

［26］ HUERVA V, FJ ASCASO, A GRZYBOWSKI. Diabetic ocular surface and anterior segment pathology. J Ophthalmol, 2019, 2019: 5951398.

［27］ MARKOULLI M, FLANAGAN J, TUMMANAPALLI S S, et al. The impact of diabetes on corneal nerve morphology and ocular surface integrity. Ocul Surf, 2018, 16 (1): 45-57.

［28］ ANTON N, A CANTEMIR, D CHISELITA. Influence of glaucoma on diabetes-induced changes in the anterior ocular segment. Rev Med Chir Soc Med Nat Iasi, 2016, 120 (2): 336-343.

［29］ MENG JY, WANG X, WEN L, et al. Tear film stability after trabeculectomy and its relationship with bleb morphology. Zhonghua Yan Ke Za Zhi, 2019, 55 (3): 214-219.

［30］ SOONG HK, HA QUIGLEY. Dellen associated with filtering blebs. Arch Ophthalmol, 1983, 101 (3): 385-387.

［31］ Chen MJ, LIU C JL, CHENG CY, et al. Corneal status in primary angle-closure glaucoma with a history of acute attack. J Glaucoma, 2012, 21 (1): 12-16.

［32］ BIGAR F, R WITMER. Corneal endothelial changes in primary acute angle-closure glaucoma. Ophthalmology, 1982, 89 (6): 596-599.

［33］ HENRIQUES J, VAZ-PEREIRA S, NASCIMENTO J, et al. Diabetic eye disease. Acta Med Port, 2015, 28 (1): 107-113.

［34］VIEIRA-POTTER VJ, D KARAMICHOS, DJ LEE. Ocular complications of diabetes and therapeutic approaches. Biomed Res Int, 2016, 2016: 3801570.

［35］HE J, HE BAZAN. Mapping the nerve architecture of diabetic human corneas. Ophthalmology, 2012, 119 (5): 956-964.

［36］WANG Y, ZHAO XW, WU XM, et al. MicroRNA-182 mediates sirt1-induced diabetic corneal nerve regeneration. Diabetes, 2016, 65 (7): 2020-2031.

［37］COHEN LP, LR PASQUALE. Clinical characteristics and current treatment of glaucoma. Cold Spring Harb Perspect Med, 2014, 4 (6): a017236.

［38］范肃洁. 激光周边虹膜成形术对急性闭角型青光眼发作期角膜内皮细胞的影响. 中华眼科医学杂志 (电子版), 2013 (2): 84-87.

［39］BONANNO JA. Molecular mechanisms underlying the corneal endothelial pump. Exp Eye Res, 2012, 95 (1): 2-7.

［40］REINTHAL EK, JM ROHRBACH, S GRISANTI. Glaucoma drainage implants. Klin Monbl Augenheilkd, 2010, 227 (1): 49-55.

［41］EL MAZAR HM, MANDOUR S S, MOSTAFA M I, et al. Augmented subscleral trabeculectomy with beta radiation and mitomycin C in egyptian glaucoma patients. J Glaucoma, 2019, 28 (7): 637-642.

［42］YAMANAKA O, KITANO-IZUTANI A, TOMOYOSE K, et al. Pathobiology of wound healing after glaucoma filtration surgery. BMC Ophthalmol, 2015, 15 Suppl 1 (Suppl 1): 157.

［43］孙兴怀. 关注青光眼围手术期的处理. 中华眼科杂志, 2013, 49 (2): 97-99.

［44］FRANCIS BA, DU LT, NAJAFI K, et al. Histopathologic features of conjunctival filtering blebs. Arch Ophthalmol, 2005, 123 (2): 166-170.

［45］SCHLUNCK G, MEYER-TER-VEHN, KLINK T, et al. Conjunctival fibrosis following filtering glaucoma surgery. Exp Eye Res, 2016, 142: 76-82.

［46］MASOUMPOUR MB, MH NOWROOZZADEH, MR RAZEGHINEJAD. Current and future techniques in wound healing modulation after glaucoma filtering surgeries. Open Ophthalmol J, 2016, 10: 68-85.

［47］PENG J, ZHOU H, KUANG G, et al. The selective cysteinyl leukotriene receptor 1 (CysLT1R) antagonist montelukast regulates extracellular matrix remodeling. Biochem Biophys Res Commun, 2017, 484 (3): 474-479.

［48］WONG TT, AL MEAD, PT KHAW. Matrix metalloproteinase inhibition modulates postoperative scarring after experimental glaucoma filtration surgery. Invest Ophthalmol Vis Sci, 2003, 44 (3): 1097-1103.

［49］ISSA DE FENDI L, CENA DE OLIVEIRA T, PEREIRA CB, et al. Additive effect of risk factors for trabeculectomy failure in glaucoma patients: a risk-group from a cohort study. J Glaucoma, 2016, 25 (10): e879-e883.

［50］BORISUTH NS, B PHILLIPS, T KRUPIN. The risk profile of glaucoma filtration surgery. Curr Opin Ophthalmol, 1999, 10 (2): 112-116.

［51］ BUDENZ DL, K HOFFMAN, A ZACCHEI. Glaucoma filtering bleb dysesthesia. Am J Ophthalmol, 2001, 131 (5): 626-630.

［52］ SEGREST DR, PP ELLIS. Iris incarceration associated with digital ocular massage. Ophthalmic Surg, 1981, 12 (5): 349-351.

［53］ FAKHRAIE G, Z VAHEDIAN. Post filtering surgery globe massage-induced keratoconus in an eye with iridocorneal endothelial syndrome: a case report and literature brief review. J Ophthalmic Vis Res, 2016, 11 (3): 319-322.

［54］ BHARGAVA S, NS CHOUDHARI, L VIJAYA. Intra-bleb hematoma and hyphema following digital ocular compression. Oman J Ophthalmol, 2014, 7 (1): 22-24.

［55］ RUFER F, D UTHOFF. Symptoms and therapy for steroid glaucoma. Klin Monbl Augenheilkd, 2013, 230 (7): 692-696.

［56］ KAHANA A. Prevention of steroid-induced intraocular pressure elevation. Arch Ophthalmol, 2005, 123 (7): 1019-1020.

［57］ SAPIR-PICHHADZE R, EZ BLUMENTHAL. Steroid induced glaucoma. Harefuah, 2003, 142 (2): 137-140.

［58］ FINI ME, SCHWARTZ SG, GAO XY, et al. Steroid-induced ocular hypertension/glaucoma: focus on pharmacogenomics and implications for precision medicine. Prog Retin Eye Res, 2017, 56: 58-83.

［59］ KATZ GJ, HIGGINBOTHAM EJ, LICHER PR, et al. Mitomycin C versus 5-fluorouracil in high-risk glaucoma filtering surgery. Extended follow-up. Ophthalmology, 1995, 102 (9): 1263-1269.

［60］ HOLLO G. Wound healing and glaucoma surgery: modulating the scarring process with conventional antimetabolites and new molecules. Dev Ophthalmol, 2017, 59: 80-89.

［61］ AL HABASH A, ALJASIM LA, OWAIDHAH O, et al. A review of the efficacy of mitomycin C in glaucoma filtration surgery. Clin Ophthalmol, 2015, 9: 1945-1951.

［62］ SKUTA GL, BEESON CC, HIGGINBOTHAM EJ, et al. Intraoperative mitomycin versus postoperative 5-fluorouracil in high-risk glaucoma filtering surgery. Ophthalmology, 1992, 99 (3): 438-444.

［63］ AKARSU C, M ONOL, B HASANREISOGLU. Postoperative 5-fluorouracil versus intraoperative mitomycin C in high-risk glaucoma filtering surgery: extended follow up. Clin Exp Ophthalmol, 2003, 31 (3): 199-205.

［64］ LUEBKE J, NEUBURGER M, JORDAN JF, et al. Bleb-related infections and long-term follow-up after trabeculectomy. Int Ophthalmol, 2019, 39 (3): 571-577.

［65］ KIM EA, LAW SK, COLEMAN AL, et al. Long-term bleb-related infections after trabeculectomy: incidence, risk factors, and influence of bleb revision. Am J Ophthalmol, 2015, 159 (6): 1082-1091.

［66］ YASSIN SA. Bleb-related infection revisited: a literature review. Acta Ophthalmol, 2016, 94 (2): 122-134.

［67］ TABBARA KF. Trachoma: a review. J Chemother, 2001, 13 Suppl 1: 18-22.

［68］ DUNCAN K, BH JENG. Medical management of blepharitis. Curr Opin Ophthalmol, 2015, 26 (4): 289-294.

［69］ LEHMANN OJ, BUNCE C, MATHESON MM, et al. Risk factors for development of post-trabeculectomy endophthalmitis. Br J Ophthalmol, 2000, 84 (12): 1349-1353.

［70］ DANZA A, G RUIZ-IRASTORZA. Infection risk in systemic lupus erythematosus patients: susceptibility factors and preventive strategies. Lupus, 2013, 22 (12): 1286-1294.

［71］ ZHANG X, VADOOTHKER S, MUNIR WM, et al. Ocular surface disease and glaucoma medications: a clinical approach. Eye Contact Lens, 2019, 45 (1): 11-18.

［72］ LI J, RC TRIPATHI, BJ TRIPATHI. Drug-induced ocular disorders. Drug Saf, 2008, 31 (2): 127-141.

［73］ EPSTEIN SP, AHDOOT M, MARCUS E, et al. Comparative toxicity of preservatives on immortalized corneal and conjunctival epithelial cells. J Ocul Pharmacol Ther, 2009, 25 (2): 113-119.

［74］ DURAND ML. Bacterial and fungal endophthalmitis. Clin Microbiol Rev, 2017, 30 (3): 597-613.

［75］ RIVA I, ROBERTI G, ODDONE F, et al. Ahmed glaucoma valve implant: surgical technique and complications. Clin Ophthalmol, 2017, 11: 357-367.

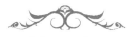

第四章
玻璃体视网膜手术相关性角结膜病变

玻璃体手术是 20 世纪 70 年代初发展起来的现代眼科手术,通过进入眼内后节直视下切除病灶,打破很多以前不能治疗的手术禁区,在许多眼科治疗中心,玻璃体手术仅次于白内障摘除人工晶状体植入术,成为手术量第二位的主要眼科手术。

玻璃体切除术的基本作用是切除混浊的玻璃体或切除玻璃体视网膜牵拉,恢复透明的屈光间质和促进视网膜复位,治疗玻璃体视网膜疾病,以恢复患者视功能。

随着手术设备的改良和手术技术的提高,玻璃体切除术的适应证日益扩大,手术范围除角膜巩膜外几乎遍及整个眼球。

眼前段适应证:

1. **软性白内障** 玻璃体切割机能较彻底清除晶状体皮质,使瞳孔领完全透明,而不出现并发症。

2. **瞳孔膜** 各种原因引起的瞳孔膜均可切除,包括先天性瞳孔膜残留、炎症反应性瞳孔纤维膜等。

3. **眼前段穿通伤** 眼前段穿通伤合并外伤性白内障,尤其有玻璃体脱出时,在缝合伤口后,立即做晶状体及前部玻璃体切除,能提高视力,减少后发性白内障。

4. **晶状体脱位于前房** 晶状体如无硬核可予切除。

5. **玻璃体角膜接触综合征** 白内障手术时,若玻璃体经瞳孔进入前房与角膜内皮接触时,可使角膜内皮功能失代偿,因此进入前房的玻璃体应全部切除。

6. **恶性青光眼** 切除前部玻璃体皮质,解除房水向前引流阻滞,使高眼压得到控制。

眼后段适应证:

1. **玻璃体积血** 是玻璃体切除术的一个主要适应证。玻璃体积血后经保守治疗 3~6 个月不吸收时,应做玻璃体切除。但一旦观察到视网膜脱离时应及时手术。儿童为防止弱视,一般宜尽早手术。外伤性玻璃体积血手术可提早进行。

2. **眼内异物**　玻璃体切除术取异物是在直视下进行,观察异物位置准确,尤其对非磁性异物,或伴有其他眼组织损伤时,便于一同处理。

3. **眼内炎**　手术可清除细菌及其毒素,清除坏死组织及炎症物质,并可直接向玻璃体腔内注入药物。

4. **视网膜脱离**　视网膜脱离合并玻璃体混浊、巨大裂孔合并增殖性玻璃体视网膜病变、黄斑裂孔、玻璃体增殖引起的牵拉性视网膜脱离、糖尿病视网膜病变引起的视网膜脱离、复发性视网膜脱离等均需行玻璃体切除术,可以保存眼球、恢复视功能。

5. **增殖性玻璃体视网膜病变**　常见于糖尿病、外伤后玻璃体视网膜病变以及先天性玻璃体视网膜病变等。

6. **其他**　晶状体脱位于玻璃体、白内障手术时有碎片落入玻璃体内、人工晶状体掉入玻璃体腔中、黄斑皱褶、黄斑前膜及黄斑干孔、玻璃体内猪囊尾蚴等疾病,也是玻璃体切除手术适应证。

由于需要行玻璃体切除手术的患者常见于眼部病变严重、眼部疾病病史时间长、或伴有全身疾病等,眼球及其周围已经存在病理性改变,包括微循环、眼表代谢异常等,又由于玻璃体切除手术从眼前节进入,达眼后节施术,手术时间相对较长,很容易发生眼表并发症。伴随眼表病损的出现会直接影响到手术和术后治疗效果,因此越来越受到后节医生和眼表医生的重视。

玻璃体手术可能会出现的问题:糖尿病性视网膜病变手术如果玻璃体和 / 或瘢痕组织出血,可出现视网膜脱离,眼内感染,黄斑褶皱(视网膜前膜或视网膜起皱),黄斑裂孔,视网膜未复位或再次脱离等。这些都是后节可能出现的并发症,但其波及前节的并发症并非少见,如泪膜异常、角膜上皮病变、缺损,角膜感染、混浊,角膜内皮细胞损伤、失代偿等,最终结果是成功的玻璃体手术治疗了眼底病盲,出现了角膜盲。以下结合病例解析各种玻璃体手术后眼表和角膜的并发症。

第一节　角膜上皮病变

一、概述

需要行玻璃体手术的患眼疾病大多数都比较复杂,对于许多威胁视力的玻璃体视网膜疾病,平坦部玻璃体切除术可提供恢复视力的机会。由于手术时间较长(与白内障比较)、术中在眼表的操作较多(去角膜上皮、接触镜、照射光源、器械频繁进出眼内等)、全身疾病(糖尿病等)对于泪液分泌的质和量以及眼表细胞的代谢均有影响,有些患者术后自觉流泪,多数患者术后相当一段时期干眼,发生角膜上皮病变并不少见,表现为角膜上皮干燥、缺损、混浊甚至溃疡等,术后眼红、眼磨痛、角膜上皮迁延不愈或反复松解剥脱。上述病变不仅出现在玻璃体切除术后,由于视网膜疾病行玻璃体腔注药越来越普及,治疗后也会发生以上眼表病变。

经睫状体平坦部玻璃体切除术(pars plana vitrectomy,PPV)虽然手术部位在眼球后段,但发生眼表病变和眼前节病变并不少见,由于眼表病变会影响术后效果甚至导致角膜混浊等新的疾病出现,直接影响到手术效果,越来越受到眼前后节医生的重视。

二、角结膜上皮病变的类型、特点、原因、预防和治疗

1. 角膜上皮干燥混浊

(1)角膜上皮干燥混浊的临床特点:玻璃体切除术后、眼底激光治疗术后或玻璃体腔注药后出现眼部异物感、持续眼红,轻度眼磨痛等症状。睫状充血、角膜上皮片状干燥斑、上皮点片状混浊或前基质混浊等(图4-1-1~图4-1-3)。

(2)角膜上皮干燥混浊的病因分析:随着年龄的增长、结膜杯状细胞和腺体的萎缩,同时患有糖尿病病史较久的患者,多数伴有泪膜的异常,表现为不同程度的干眼。缺乏泪膜的滋养、原已脆弱的角膜上皮细胞在经过手术刺激、术后维护不当极易发生病变。

玻璃体切除视网膜复位手术并且硅油眼,这些因素都会影响眼部的微循环和组织代谢,术后远期出现(10个月)上皮病变,其发生与术前消毒、术中去除角膜上皮组织或灌注压过高等相关性较小,尽管上述原因是玻璃体切除术后角膜上皮缺损(corneal epithelial defect,CED)的常见病因[1],而本病例(图4-1-1)主要与泪膜异常、结膜干燥、角膜表面干燥有关,糖尿病眼表病变发生的规律是泪膜、结膜病变早于角膜,角膜上皮病变早于眼底[2]。虽然是有晶状体眼,但硅油眼对于角膜的毒性反应也出现在有晶状体眼中[3]。这些因素均会影响术眼的泪膜、结角膜上皮细胞的正常代谢。

老人主副泪腺、睑板腺都处于退化萎缩状态,结膜杯状细胞分泌黏蛋白不足[4],属于正常的生理退行性改变(也可见到中老年人腺体异常增生,可能与不当的药物有关,详见第七章)。眼底病变和眼内疾病行玻璃体腔药物注射已经是眼科常规治疗,注射药物包括抗VEGF药物、地塞米松缓释剂和抗生素等。每次玻璃体腔注药前需要抗生素滴眼,术中聚维酮碘结膜囊消毒,在原有泪液分泌不足的情况下均会进一步导致泪膜破坏甚至缺失,使角膜上皮直接暴露于外界,故上皮出现损伤。因此,看似简单的注药仍然会导致干眼加重、角膜上皮出现病变(见图4-1-2)。

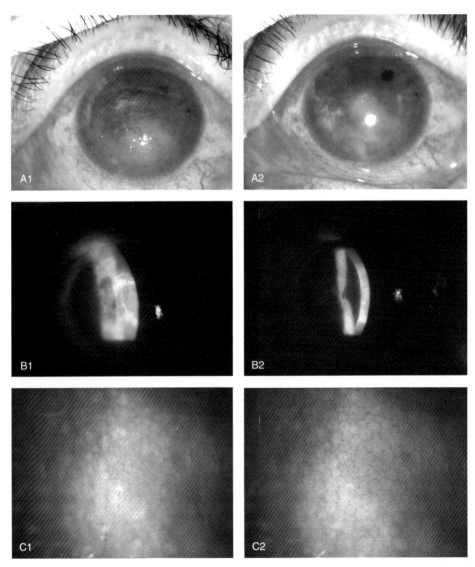

图 4-1-1　糖尿病 10 余年,视网膜脱离、玻璃体切除、硅油眼 10 个月,有晶状体眼,角膜病变 2 个月余,抗菌抗病毒治疗无效

A1、B1、C1. 角膜上皮和前基质混浊、轻度水肿,角膜共聚焦显微镜检查:角膜内皮显示欠清晰,隐约可见细胞轮廓正常,眼部症状为眼红异物感;A2、B2、C2. 应用激素＋人工泪液＋神经营养剂等治疗 4 个月,角膜上皮病变治愈,遗留轻度混浊,角膜共聚焦显微镜检查:角膜内皮细胞显示清晰,六边形结构和数量正常(结膜充血是因为拟行白内障手术 UBM 检查后)

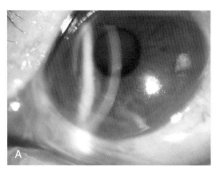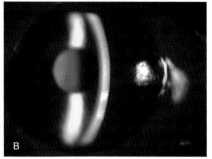

图 4-1-2　79 岁患者，因年龄相关性黄斑变性玻璃体腔注射雷珠单抗
5 次，出现眼红、异物感半个月余

A、B. 角膜中央及下方上皮不均匀混浊粗糙，表面干燥，余角膜透明

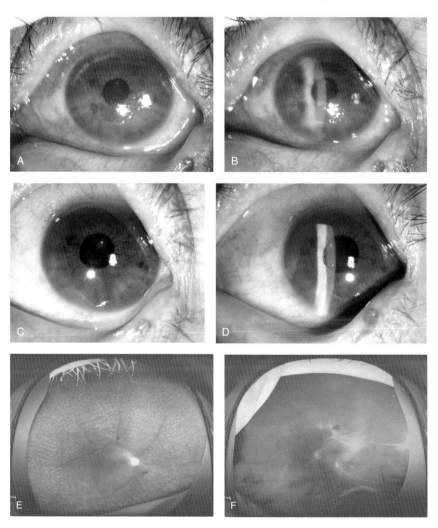

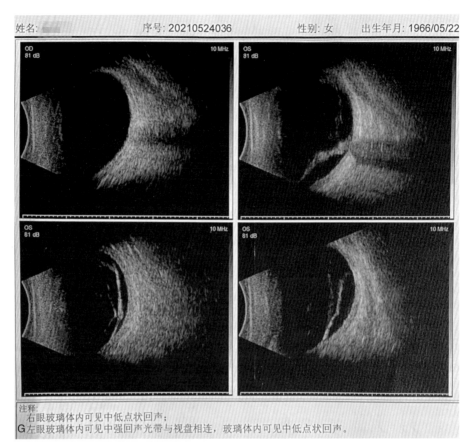

注释：
右眼玻璃体内可见中低点状回声；
G 左眼玻璃体内可见中强回声光带与视盘相连，玻璃体内可见中低点状回声。

图 4-1-3　糖尿病 10 余年，双眼全视网膜激光 4 次后拟行玻璃体视网膜手术，发现角膜上皮病变，治疗 2 个月不愈

A、B. 角膜上皮干燥混浊，治疗 2 个月不愈，出现角膜上皮大片剥脱；C、D. 人工泪液、低浓度激素滴眼液治疗 1 个月后上皮愈合、透明；E. 右眼全视网膜激光治疗后，后极部可见片状深层出血，微动脉瘤形成，黄斑区中心凹反射消失；F. 左眼全视网膜激光治疗后，可见视网膜前纤维增殖性病变、隆起、片状出血；G. 左眼 B 超显示：增殖性视网膜病变、视网膜脱离

　　视网膜光凝术对于治疗眼底病变已经是不可或缺的手段，大多数地方医院和年轻医生都已开展了此项治疗操作。激光治疗被认为是治疗糖尿病性视网膜病变的有效方法：一是可以防止视网膜无灌注区形成新生血管，导致新生血管退化并阻止它们再生；二是减少黄斑水肿。由于是视网膜的多点光凝，也会出现一些副作用：包括出血、黄斑损伤、光凝可增加视网膜的渗出反应，出现继发性脉络膜脱离与视网膜脱离、视野缺损等。光凝较周边的裂孔或者病变时，可能会伤及瞳孔缘或者虹膜，造成虹膜炎性反应。由于血糖异常导致泪

膜、结膜、角膜上皮细胞和神经代谢异常[5]，眼表处于病理状态下，多次光凝治疗，角膜内皮细胞密度下降加重角膜上皮病变[6]，如果判断不清会导致严重的角膜损伤。

图 4-1-3 患者糖尿病 10 余年，血糖控制并不平稳，根据眼底照相图 E、图 F 可见视网膜病变已经很严重(增殖期视网膜病变)。最初出现上皮干燥斑自身不能及时修复，又由于左眼需要尽快行玻璃体手术，对于角膜出现的上皮病变和炎性浸润诊断不清，误以为感染性角膜炎，采用高浓度高频率抗生素滴眼液治疗合并药源性损伤，持续用药导致角膜上皮损伤逐渐加重，上皮基底细胞层破坏出现大片上皮剥脱，此时为避免严重感染，进一步加强抗生素等应用频率和强度，致使上皮细胞进一步因毒性反应延迟愈合，如此恶性循环使角膜上皮损伤混浊和剥脱，而且持久不愈合。

(3)角膜上皮干燥混浊的预防和治疗：由于角膜病变以结角膜上皮为主，角膜内皮细胞未受影响，治疗重点在于术后维持泪膜的稳定性和修复眼表组织。各种方式治疗玻璃体视网膜病变时和治疗后，除重点预防感染外应持续应用人工泪液，尤其应用不含防腐剂或毒性低的人工泪液和促结角膜上皮修复的营养剂，如血清制剂、维生素类制剂等，必要时应用眼膏维持眼表的润滑。如能正确诊断角膜上皮病变的原因，尤其鉴别角膜上皮病变和感染性角膜炎的临床特点，应减少使用不必要的其他易引起药物毒性刺激的抗生素眼药(若误诊为病毒或细菌感染、加大抗病毒抗细菌治疗也会加重角膜病变)。

目前玻璃体腔内注药已成为眼科最常见的手术之一，包括眼底病变、眼内炎等。虽然称之为注射，但因为穿刺入玻璃体腔，围手术期严格按照内眼手术处理，尤其患有年龄相关性黄斑病变(age-related macular degeneration，AMD)者，玻璃体腔注药是最有效方法之一[7]，但根据病情可能需要多次注药，会反复刺激眼表和泪膜，因此对于眼表的损伤需要预防在先，给予人工泪液等维持泪膜的稳定性。

2. 角膜溃疡、变性

(1)角膜溃疡、变性的临床特点：玻璃体切除、视网膜复位术后近期或若干时间后角膜上皮基质混浊、组织缺损形成溃疡，并逐渐形成瘢痕，在瘢痕基础上又发生组织坏死脱落，黄白色变性，并且很难愈合。结果是眼后节治愈，眼前节混浊(图 4-1-4，图 4-1-5)。

(2)角膜溃疡、变性的病因分析：玻璃体切除手术经由睫状体部穿刺进入眼内达到眼后节，需要 3 个穿刺口(眼内灌注、导光纤维、玻璃体切割头等)，术中还需要交换器械，如玻璃体剪、视网膜镊、眼内异物钳和笛形放液针等。由于术中操作较多、手术时间较长，术后巩膜球结膜等易水肿。如果病情复杂，术后充血水肿反应会更加严重。

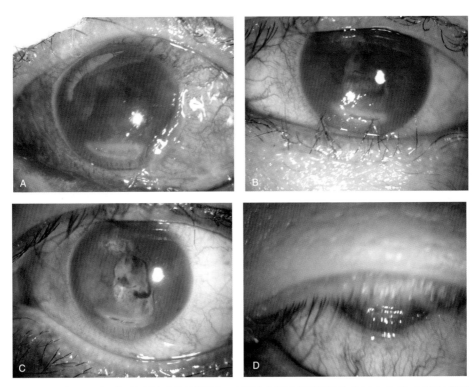

图 4-1-4　女,52 岁,高度近视,视网膜脱离,玻璃体切除视网膜复位术后 1 个月,无硅油填充
A. 玻璃体晶状体切除视网膜复位激光光凝术后,角膜上皮愈合不良,混浊水肿,下方角膜出现水平溃疡;B. 药物治疗 14 天后角膜上皮水肿混浊减轻,溃疡无明显好转,仔细检查后发现由于玻璃体手术后球结膜水肿,睑缘张力大,下睑睫毛内倒,直接刺向下方角膜溃疡处;C. 经过药物治疗和眼睑向下牵拉治疗半个月后角膜上皮恢复透明,下方角膜溃疡处明显好转;D. 由于高度近视眼球突出、术后球结膜水肿,瞬目时眼睑闭合不全,下方角膜结膜暴露

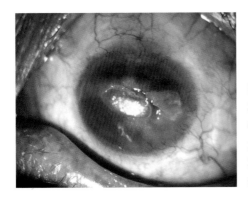

图 4-1-5　玻璃体切除术后 6 年,经常眼部不适、眼红,伴有眼压高,视物不清、眼红异物感 1 年,眼压:25mmHg(回弹式眼压计),角膜中央区睑裂处上皮和前基质灰色带状混浊,部分组织脱落形成浅溃疡,病变区部分白色钙化斑,该病变为角膜钙质变性

高度近视眼球因前后径拉长,眼球大、突出,视网膜脉络膜的扩张萎缩易发生视网膜变性、裂孔和脱离。玻璃体视网膜术后球周肿胀、球结膜水肿较重,易

导致术后眼睑闭合不全,角结膜暴露。如果术中发生角膜上皮水肿,术中刮除上皮会进一步影响术后角膜上皮病变愈合。而角膜水肿是手术中常见的一种并发症,主要表现为角膜呈"毛玻璃样"混浊,妨碍眼底的观察及精细的手术操作,发生原因主要为过多滴入表面麻醉剂及扩瞳剂,角膜长时间暴露以及眼内灌注压过高等,在糖尿病患者、外伤眼或角膜循环较差者更易发生。上述诸多因素都可以影响术后眼表的修复和愈合。

玻璃体视网膜术后角膜钙质变性并非少见,是其角膜并发症之一[8,9]。这种变性与角膜带状变性(band degeneration of cornea)相近,但其钙质沉积范围更深,与慢性炎症、持续性角膜上皮缺损或多次内眼手术相关。角膜病变发生于术后并缓慢进展,钙质脱落后形成角膜溃疡,位于睑裂处角膜中央区。患者早期没有症状,晚期可出现刺激症状,眼红异物感、畏光流泪并伴有视力下降,患者自诉角膜逐渐变白[10]。钙化性变性亦可见于伴有高血钙症的全身病(如维生素 D 中毒、副甲状腺功能亢进等);与遗传有关的原发性带状角膜变性较为少见。

图 4-1-4 病例为高度近视眼球突出,治疗好转后可见瞳孔区机化膜较重,分析术后眼内炎性反应较重,术后眶内的压力增加,导致眼睑肿胀张力过大,角结膜暴露,睫毛内倒摩擦角膜使角膜上皮出现病变。

图 4-1-5 病例玻璃体切除术后 6 年,可能存在慢性葡萄膜炎和继发性青光眼,长期持续应用药物治疗,使角膜上皮出现毒性反应而发生变性,同时长期的泪膜异常,会加重病变,有报道干眼患者可加快钙的沉积[11]。

(3)角膜溃疡、变性的治疗:由于角膜病变主要始于结角膜上皮,角膜内皮细胞未受影响,治疗重点在于修复眼表组织。给予人工泪液、早期高浓度激素,尽快减轻眼内术后反应和眼周水肿,后期低浓度激素(眼内炎性反应允许时)、不含防腐剂抗生素,睡觉前睑裂涂眼药膏保护角膜。白天活动时经常将下眼睑向下牵拉,使下睑睫毛离开眼球表面,促进角膜上皮尽快恢复。全身应用维生素 C、B 族等抗氧化剂改善恢复眼部血液循环,有助于眼表恢复。

角膜钙质变性的治疗:首先给予干眼的治疗,已经发生严重角膜病变可以采用乙二胺二乙酸二钠(ethylene diamine tetra-acetic acid,EDTA)[12]治疗方法,眼局部麻醉后刮除角膜上皮,用纤维素海绵吸满 1.7% 的 EDTA 放置于钙化区 2~3 分钟,治疗结束时覆盖治疗性角膜绷带镜,局部应用抗生素和激素滴眼液。根据角膜表面可以选择准分子激光行角膜表面切削术,如果前弹力层已经破坏或角膜表面已经不规则,如图 4-1-5 病例,需要手动剥除钙化斑和病变上皮组织,应用 1% 羧甲基纤维素钠或 1.4% 聚乙烯醇滴于角膜表面使其平整,再行激光消融术,从而最大限度减少远视漂移[13,14]。术后若发生角膜上皮延迟愈合时可行羊膜移植术[15],严重者需行角膜移植术。

角膜变性患者必要时行全身检查明确是否有代谢性疾病。

（4）角膜溃疡、变性的预防：对于具有危险因素的糖尿病患者，应该联合内科医生共同进行围手术期治疗，除了餐前后血糖水平的控制和监测，还应注意糖化血红蛋白的监测，该指标提示近 3 个月内血糖的稳定状态。玻璃体切除术后，糖尿病角膜上皮病变患者的泪液中 MMP-10 水平高于非糖尿病患者，提示玻璃体切除术后泪液中 MMP-10 的水平异常可能是导致这些角膜上皮病变的原因，泪液标本有助于评估糖尿病性角膜病变的状态[16]。容易出现的问题是术前仅凭 1~2 次空腹血糖指标误认为糖尿病控制较好，忽略糖化血红蛋白的检测。手术后眼科医生和患者常忽略血糖状态和监测，而实际上玻璃体视网膜手术的刺激会直接影响血糖的波动，而血糖的异常波动又影响泪膜、角膜等正常代谢和修复，术后仍需要持续监测血糖和内科治疗。

对于泪膜异常患者术前需给予眼表治疗，常规是应用抗生素滴眼液的同时给予人工泪液滴眼，如果角膜上皮有病变者（除非外伤急症），可应用人工泪液和抗生素眼膏修复角膜上皮后再行玻璃体切除术。

术前消毒、手术时间、使用全氟碳液、C_3F_8 气体或硅油玻璃体腔填塞、术中视网膜激光光凝范围等都可以影响术后角膜上皮的损伤和修复[17,18]，无晶状体眼相对发生概率更高[17]。术后高眼压和控制眼压药物的长期频繁应用也是角膜上皮损伤的危险因素之一，术后及时监测眼压，常规气动非接触眼压计应用受限时使用回弹式眼压计监测，应用毒性副作用低的降眼压滴眼液，必要时全身应用降眼压药物。

玻璃体切除术后角膜上皮病变还需与单纯疱疹病毒性角膜炎上皮型病变相鉴别，由于术后通常会使用糖皮质激素控制眼内炎症，会加重单纯疱疹病毒性角膜炎上皮型感染，角膜上皮延迟愈合或病变不易修复很难区分是玻璃体切除术后疱疹性角膜炎还是玻璃体切除术后非感染性 CED。采用角膜荧光素染色（corneal fluorescein staining，FL）显示树枝样着色为病毒感染，早期诊断和积极的抗病毒治疗非常重要。

第二节　角膜内皮病变、角膜内皮失代偿

一、概述

内眼的前段手术可减少角膜内皮细胞的数量，但对于经平坦部玻璃体切除术加内填塞对人角膜内皮影响的研究较少。随着玻璃体手术后眼表病变的病例出现，术后角膜内皮细胞的变化也逐渐被关注[19]。玻璃体手术时间较长，需要持续眼内灌注，手术器械反复进入眼内，包括玻璃体切割器、眼内导光纤维、眼内灌注、眼内激光器、眼内剪、异物取出器、眼内注入气体或硅油等，如需联合手术

同时行白内障摘除术或术中眼压升高等都会对角膜内皮造成损伤导致术后角膜内皮数量减少[18,20]，出现角膜水肿、上皮反复剥脱或延迟愈合。当角膜内皮细胞进一步减少或严重形态异常，即角膜内皮细胞失去六角形结构并失去正常角膜内皮细胞功能时，角膜发生不可逆的水肿、混浊，上皮大泡形成，破溃后患眼剧烈疼痛、畏光流泪、视物不清等，此时诊断为角膜内皮细胞功能失代偿。

视网膜激光治疗眼底病已经广泛普及到基层医院，由于激光的波长影响和原基础眼病（如糖尿病）角膜的上皮、内皮细胞和神经纤维已经异常等因素，激光治疗后角膜也会发生水肿等病变。

二、角膜内皮病变、失代偿的特点、原因、预防和治疗

（1）角膜内皮病变、失代偿的临床特点：玻璃体切除术后或眼内激光等治疗后持续眼红、异物感，症状时轻时重，角膜水肿、上皮形成水泡或大泡，破裂后角膜上皮剥脱缺损，久而久之角膜混浊、新生血管形成。由眼的后节疾病转化为眼前后节疾病，此时，由于角膜病变使眼后节病变已经无法查清（图 4-2-1~图 4-2-6）。

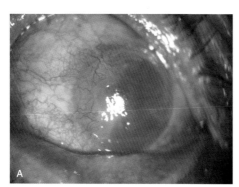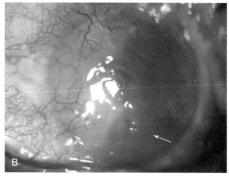

图 4-2-1　女性患者 62 岁，糖尿病 10 余年，行玻璃体视网膜手术、硅油取出术后 3 个月
A. 鼻侧角膜上皮基质混浊、上皮水肿、大量新生血管形成；B. 高倍照片可见除鼻侧角膜混浊外全角膜水肿，中央区角膜上皮大泡形成（箭头所示）

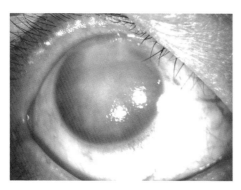

图 4-2-2　69 岁女性患者，玻璃体切除＋视网膜复位＋硅油填充术后角膜内皮失代偿 2 年，角膜水肿、基质混浊、瞳孔变形

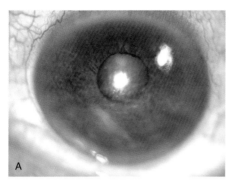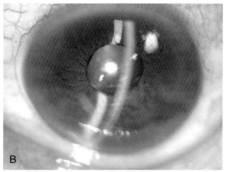

图 4-2-3 女,59 岁,糖尿病 20 年,双眼糖尿病视网膜病变眼底激光后角膜水肿

A. 角膜中央区水肿,晶状体混浊;B. 通过裂隙光带可见瞳孔区角膜后弹力层皱褶、基质水肿

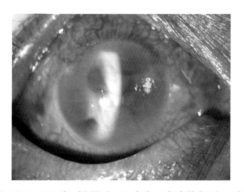

图 4-2-4 72 岁,糖尿病 10 余年,玻璃体切除 + 白内障摘除 +IOL 植入 + 硅油充填联合手术后半年,硅油取出术后 1 周,角膜水肿混浊,角膜内皮失代偿

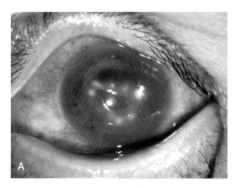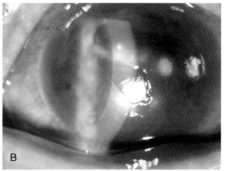

图 4-2-5 50 岁男性患者,糖尿病 7 年,玻璃体和视网膜增殖膜切除 + 白内障术后半年,反复眼红、异物感逐渐加重,曾应用抗炎、促上皮修复剂治疗无效

A. 睫状充血、角膜混浊、IOL 在位、上方虹膜萎缩、瞳孔略上移;B. 高倍裂隙灯下可见角膜水肿、中央区大片上皮剥脱、基质混浊

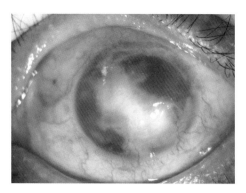

图 4-2-6　玻璃体切除术后硅油眼 3 年,角膜水肿混浊后形成角膜白斑和继发性青光眼 2 年,眼压 32mmHg

(2)角膜内皮病变、失代偿的原因分析

1)长期糖尿病病史已出现视网膜病变,提示全身糖尿病微循环异常并发症已经发生,包括眼表及角膜异常如干眼、角膜细胞代谢异常、眼前节微循环障碍等。角膜上皮、内皮细胞已发生潜在病变,在此基础上再行玻璃体切除 + 视网膜复位 + 激光 + 硅油填充,同时联合行白内障摘除术。这种复杂视网膜玻璃体手术本身对角膜内皮影响较大,估计取出硅油时角膜上皮已发生混浊,无晶状体眼的硅油对于角膜具有毒性作用,尤其是当内皮细胞损伤后,角膜混浊可加重,上皮大泡形成是角膜内皮细胞损伤的典型体征,提示角膜内皮细胞密度已减少到病理状态。

图 4-2-1,角膜反复长期病变不恢复,角膜组织处于乏氧状态,启动自身修复机制和糖尿病视网膜病变的病理机制[21,22],刺激大量新生血管形成。

2)视网膜激光治疗多采用氩离子(简称:Ar[+])激光,是一种气体激光,波长为488.0μm 和 514.5μm。因其透射率高,经过眼透明的屈光介质被视网膜色素上皮及脉络膜色素颗粒吸收,而且可以被血红蛋白吸收,达到对病变区视网膜光凝作用[23],从而使视网膜水肿、渗出及出血吸收,新生血管萎缩,维持或保留糖尿病患者的有效视力。在行激光治疗时,充分散瞳后根据视网膜病变的区域和程度,屈光介质混浊与否调整激光光斑大小、曝光时间和输出功率等,以期达到视网膜出现灰白色反应斑。

图 4-2-3 病例为糖尿病眼,瞳孔不易充分散大,晶状体混浊,影响激光的透射率,部分激光能量被角膜吸收,导致角膜内皮细胞受损伤出现角膜水肿。

3)玻璃体切除等多项联合手术时,手术时间长,术中持续眼内灌注对于角膜内皮有损伤,并且硅油眼会使角膜内皮细胞数量明显减少[24],角膜内皮基质混浊,上皮大片状剥脱缺损(见图4-2-5),此时角膜上皮缺损是由于内皮细胞功能失代偿所致。需要鉴别的是角膜内皮病变还是单纯角膜上皮病变。

术后单纯角膜上皮病变特点[25]:术后早期出现,角膜上皮混浊、缺损,早期位于上皮层,反复上皮病变可达前基质层,基质无水肿或轻度前基质水肿,视力下降较轻,角膜共聚焦显微镜检查内皮细胞正常。还要注意与感染性角膜炎早期相鉴别[26]。

内眼手术后角膜内皮失代偿特点[27]:术后若干时间内出现,可能数天、数月甚至1年。眼痛异物感症状重,角膜上皮水肿、反复剥脱,角膜共聚焦显微镜检查显示内皮细胞异常或测不出,检查时需注意部位,如果在角膜透明区检查可能显示正常的内皮细胞而影响诊断和治疗。但在临床病例中,多数发生于玻璃体视网膜手术后的角膜内皮失代偿病变较白内障超声乳化手术后病变更重。

需要注意的是:如果是由于角膜内皮失代偿导致的角膜上皮水肿、大泡、剥脱,角膜内皮细胞功能不恢复,角膜上皮不会愈合[28]。

(3)角膜内皮病变、失代偿的治疗:早期轻度的角膜内皮细胞病变可以通过药物治疗恢复(见白内障术后眼表并发症),严重角膜内皮细胞失代偿在眼底病变稳定后需要行角膜内皮移植术或穿透性角膜移植术。掌握好手术时机非常重要,角膜基质单纯水肿或轻度混浊时,及时行角膜内皮移植术角膜尚可恢复透明;如果角膜水肿严重,基质增厚灰白色混浊,时间久后基质混浊不可逆转则失去内皮移植的机会,而需要行部分穿透性角膜移植术(见角膜移植并发症)(见图4-2-6)。两种手术术式远期疗效截然不同,角膜内皮移植术明显好于部分穿透性角膜移植术[29](图4-2-7,图4-2-8)。

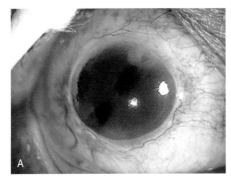 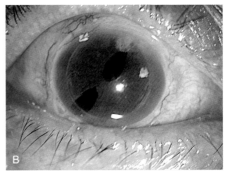

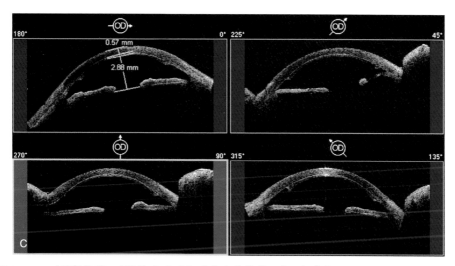

图 4-2-7　玻璃体切除、硅油取出术后角膜内皮失代偿 1 年,角膜内皮移植术后角膜恢复透明
A. 角膜上皮基质水肿、虹膜显示不清,瞳孔变形、多个虹膜周边缺损;B. 角膜内皮移植术后 4 个月,角膜透明,移植的内皮位置居中,虹膜纹理显示清晰;C. 角膜内皮移植术后前节 OCT 检查,显示各象限角膜内皮贴附紧密,角膜中央区厚度接近正常,前房形成良好

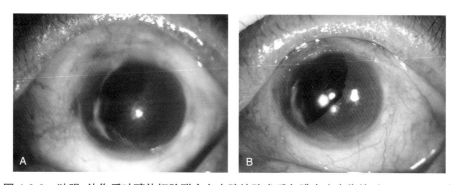

图 4-2-8　独眼,外伤后玻璃体切除联合白内障摘除术后角膜内皮失代偿,行 DSAEK 手术
A. 玻璃体切除术后角膜水肿、瘢痕形成,瞳孔变形缺损、晶状体缺如;B. 后房型人工晶状体悬吊植入术联合角膜内皮移植术(DSAEK)术后 1 年半,因瞳孔严重变形,给予前房注入黏弹剂顶压角膜内皮,角膜内皮贴附紧密、角膜透明,视力 0.3

第三节　硅油眼角结膜病变

一、概述

玻璃体手术是 20 世纪 70 年代开始的治疗眼后节病变的显微手术,闭合

性玻璃体手术随着显微外科手术技术的发展、手术设备器械的更新,使手术目的不仅是置换病变的玻璃体,更是可以完成视网膜手术,包括视网膜裂孔、增殖性病变、视网膜下病变和视网膜色素上皮移植等。由于视网膜术后需要与脉络膜粘连固定,玻璃体腔内的填充物成为保证手术成功的重要组成部分[30,31]。自1911年奥地利John首次将空气注入眼内治疗视网膜脱离以来[32],眼内填充物经历了由空气-惰性气体-硅油的发展历程,人工玻璃体也处于实验室研究中。

目前临床中由于视网膜病变特点和其他原因,硅油是玻璃体手术应用最多的眼内填充物。硅油的特性为:具有光学透明性、一定的黏度和表面张力、不膨胀不溶于水,比重比水轻(0.97),有一定的止血作用。由于硅油这些性质,应用时容易进入前房,继发青光眼,还可以引起角膜内皮病变和渗漏。

二、角结膜病变的特点、原因、预防和治疗

(1)硅油导致角膜内皮失代偿和渗漏的临床特点:硅油进入前房是硅油眼的并发症之一,常见于无晶状体眼,表现为眼红、视物不清、眼压升高和眼痛等,体征包括睫状充血、角膜水肿等。硅油渗漏常见于玻璃体切除穿刺口附近硅油溢出,少时无任何刺激症状,多则结膜隆起明显,类似形成结膜囊肿(图4-3-1,图4-3-2)。

(2)硅油眼导致角结膜病变的原因分析:随着近些年玻璃体视网膜手术量的增加,术后对于角膜内皮细胞的影响受到眼底病医生的重视。眼内填充物被认为是影响角膜内皮细胞的重要原因之一,全氟化碳填充气体(perfluoropropane,C_3F_8)可以导致角膜水肿和大泡性角膜病变[33],这种气体对角膜内皮细胞本身并没有毒性,但气体与角膜内皮细胞接触导致角膜内皮细胞有氧代谢降低,使内皮细胞计数轻度下降[34]。控制前房中的气体的方法通常是扩大瞳孔并使患者脸朝下,让气泡返回玻璃体腔,内皮细胞恢复到房水中[35]。硅油填充(silicone oil temponade)后进入前房,由于硅油具有一定黏度,一旦与角膜内皮接触,不易通过体位变化分离,导致角膜内皮损伤,使角膜内皮细胞数量下降、六边形细胞百分比下降[36]。与无晶状体眼比较,有晶状体眼对内皮细胞有一定保护作用[37,38]。图4-3-1病例为玻璃体切除术后硅油眼,而且部分硅油已经进入前房与角膜内皮直接接触,致角膜内皮损伤。同时,由于前房容积增加,硅油乳化、瞳孔阻滞等导致眼压升高,加重对于角膜内皮细胞的损伤,尽管及时取出,但角膜内皮细胞"泵"的功能受到影响,出现失代偿水肿。

创口硅油渗漏的原因[39]:常发生在玻璃体切割器进入眼内的位置,除了玻切头外,还可能反复进入视网膜剪、视网膜镊、异物镊和眼内激光头等,巩膜壁较薄如高度近视、长期应用激素等,可能导致创口组织脆弱,闭合不良。术后体位也会影响硅油的渗出,尤其创口已经缝合处理后未注意体位控制,硅油比重低于

房水,创口还未完全愈合,所以发生多次渗漏。

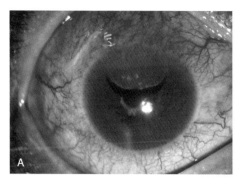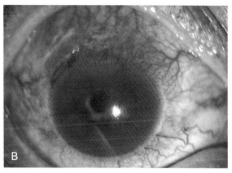

图 4-3-1　玻璃体切除术后硅油眼,硅油进入前房
A.瞳孔上方前房内较大硅油滴,与角膜内皮接触,类似植入性上皮囊肿;B.硅油取出后角膜水肿,发生角膜内皮失代偿,上皮完整

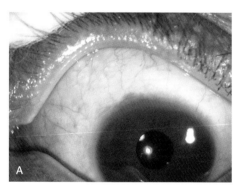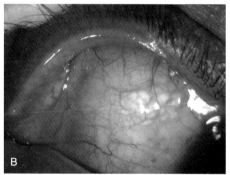

图 4-3-2　硅油填充术后,手术切口处硅油渗漏在结膜下形成串珠样透明隆起
A.视网膜脱离行玻璃体切除、视网膜复位和硅油充填术后 3 个月,异物感,曾诊断为结膜囊肿,药物治疗无效,拟行结膜囊肿切除时发现是硅油油滴经玻璃体手术穿刺口渗漏,因眼底病变尚不适合硅油取出,故行创口缝合;B.修复术后 1 个多月结膜下再次出现硅油渗漏于结膜下

(3)硅油眼导致角结膜病变的预防和处理:术后患者定期复诊,在医生指导下保持需要的体位非常重要,一旦发现硅油渗漏(眼内)及时处理,既可避免角膜内皮并发症。发生创口渗漏(眼外)及时处理可以避免眼表及眼内感染,并可保障视网膜复位。

临床诊疗中,角膜病医生经常接诊硅油眼后角膜病变包括失代偿或角膜混浊的患者前来行角膜移植术,此时需要角膜病和眼底病医生联合对患者进行诊治,角膜移植手术时需要硅油取出,还要保证视网膜复位良好,才能保证角膜手术成功。

第四节　角膜感染、眼内炎症反应

一、概述

需要行玻璃体切除手术治疗的患者常伴有慢性或较严重眼部疾病,如糖尿病视网膜病变、视网膜静脉阻塞、增殖性玻璃体视网膜病变、眼后段的外伤等,常伴有全身疾病或局部感染风险,由于手术时间较长、手术范围较大(涉及眼前后段和眼球内大部分),术后眼前节反应较重,如眼睑、结膜及眼周围组织水肿,角膜上皮、内皮损伤后缺损、延迟愈合,角膜水肿等,加之泪膜的异常,眼表微环境代谢异常,易发生术后感染。表现为眼部充血加重、疼痛、角膜混浊甚至前房渗出积脓等,是玻璃体手术后较严重并发症。

二、角膜感染、眼内炎症反应的特点、原因、预防和治疗

(1)角膜及眼内炎症反应的临床特点:玻璃体切除手术后持续眼红、眼痛,异物感,角膜混浊,严重时角膜水肿、浸润,同时伴有前房渗出和积脓。各项检查眼后节尚无感染(图 4-4-1,图 4-4-2)。

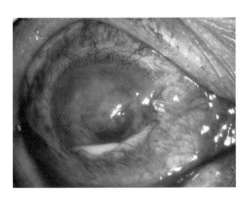

图 4-4-1　外伤玻璃体切除术后半年,角膜反复混浊水肿,加重 1 个月,伴有前房渗出

(2)角膜及眼内炎症反应的原因分析:玻璃体手术后眼表泪膜异常,结角膜上皮细胞病变,术后围手术期没有关注泪膜和角膜上皮的早期病变,长期应用眼表毒性较大的抗生素和激素,角膜上皮病变,包括上皮干燥、缺损、延迟愈合、愈合不良,严重时可发生角膜上皮和前基质融解。上皮不完整则容易发生感染,出现角膜炎的症状,但由于术后持续用药,导致角膜感染体征不典型,影响诊断,久

而久之,由于角膜持续慢性感染,导致眼内虹膜睫状体并发炎性反应,出现虹膜睫状体炎、前房渗出、前房积脓。发生此类感染需注意鉴别诊断[40],又由于术后长期用药,还需排除真菌感染。

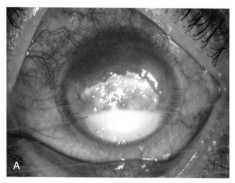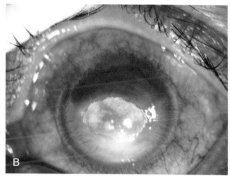

图 4-4-2　47 岁女性,糖尿病 3 年,先后 2 次行玻璃体切除术,第 2 次玻璃体切除术后 1 年,硅油眼

A. 玻璃体切除术后角膜混浊、浸润 7 个月,伴有前房积脓,玻璃体硅油充填,无感染,角膜共聚焦显微镜显示为大量炎性细胞;B. 经过广谱抗生素左氧氟沙星滴眼液频繁滴眼、妥布霉素眼膏涂眼,角膜浸润好转后加用低浓度激素(0.1% 氟米龙滴眼液)滴眼治疗 3 个月后角膜病灶好转,前房积脓大部分吸收,硅油未取出,眼压 14mmHg,视力:光感

图 4-4-2 病例经多次角膜共聚焦显微镜检查未查到真菌,给予系统抗细菌治疗,广谱抗生素滴眼液频繁滴眼增加角膜内和前房抗生素浓度,同时应用抗生素眼膏涂眼,感染控制后低浓度激素促进前房积脓的吸收。治疗过程中用角膜共聚焦显微镜监测炎症反应,观察感染源有无变化和玻璃体腔有无感染(排除眼内炎),炎症已经控制治愈后,角膜混浊和变性无法改善,必要时只能行角膜移植术。

(3)角膜及眼内炎症反应预防和治疗:玻璃体视网膜术后患者注意泪膜的变化,及时预防和治疗干眼。泪膜异常导致眼表病变首先发生在结膜上皮,但角膜上皮早期的病损在门诊容易漏诊,掌握好裂隙灯的应用会有帮助。而一旦角膜出现溃疡提示眼表病变时间较久,治疗需要的疗程要长,确定病原菌针对用药,密切观察病情变化,适时调整用药,大部分患者可以治愈,角膜遗留瘢痕,影响视力。

> **小结:**玻璃体视网膜手术完全是眼后段病变的手术,但眼表并发症发生率很高,准确诊治其相关眼表并发症,避免因眼表病变使成功的后节手术毁于一旦是所有玻璃体视网膜医生、眼内科医生和眼表医生共同关注的目标!

参 考 文 献

［1］XIANG XIAO-HONG, ZHOU QI, TIAN MIN, et al. Clinical analysis of corneal epithelial cell dysfunction after minimally invasive vitrectomy. Rec Adv Ophthalmol, 2018, 38 (12): 1172-1175.

［2］ZHANG RUI, GU CAO, ZHAO ZI-CHANG, et al. Research progress of diabetes-related ocular surface diseases. Chinese Journal of Clinical Medicine, 2020, 27 (2): 331-336.

［3］刘明, 谢安明, 崔丽珺, 等. 硅油填充对眼内压及角膜内皮的影响. 宁夏医科大学学报, 2017, 12 (v. 39; No. 231): 71-73.

［4］吴丽燕, 晋秀明. 老年睑板腺功能障碍临床特征及其影响因素. 中国老年学杂志, 2020, 40 (10): 2134-2137.

［5］刘刚, 王效武, 杨纪忠, 等. 糖尿病视网膜病变患者全视网膜光凝后角膜上皮基底神经丛和朗格汉斯细胞的改变及其相关性. 中华眼视光学与视觉科学杂志, 2021, 23 (01): 34-40.

［6］WALDIR N Z, HOLOPAINEN J M, TERVO T, et al. Corneal sensitivity in diabetic patients subjected to retinal laser photocoagulation. Investigative Ophthalmology & Visual Science, 2011, 52 (8): 6043.

［7］杨忠友, 明春平, 徐菁慧, 等. 老年性黄斑变性患者玻璃体腔注药前后 OCT 变化. 世界中医药, 2015, 10 (A2): 1256-1257.

［8］ZHAO KE-HAO, LU WEN-XIU, WANG WEN-CUI, et al. Surgical strategy analysis of modified excimer laser phototherapeutic keratectomy for band keratopathy. Ophthalmol CHN, 2018, 27 (2): 135-140.

［9］HE QING, KE GENJIE. Analysis and treatment of the clinical characteristics of early silicone oil entering the anterior chamber after silicone oil filling. Journal of Clinical Ophthalmology, 2020, 28 (4): 316-318.

［10］OBENBERGER J, CEJKOVA J, BRETTSCHNEIDER I. Experimental corneal calcification. A study of acid mucopolysaccharide. Ophthalmic Res, 1970, 1: 175-186.

［11］YONGPING LI, YUZHEN YI, GUANGUANG FENG, et al. Pathologic, electron microscopic and experimental examination of band keratopathy. Eye Science, 1993, 9 (2): 93-97.

［12］杨朝忠. 用 EDTA-Na2 局部治疗带状角膜变性的疗效分析. 国外医学 (眼科学分册), 1995 (5): 313.

［13］HERSH PS, BURNSTEIN Y, CARR J, et al. Excimer laser phototherapeutic keratectomy surgical strategies and clinical outcomes. Ophthalmology, 1996, 103 (8): 1210-1222.

［14］ALIÓ JL, BELDA JI, SHALABY AM. Correction of irregular astigmatism with excimer laser assisted by sodium hyaluronate. Ophthalmology, 2001, 108 (7): 1246-1260.

［15］王卫群, 陈聪. 准分子激光治疗性角膜切削术临床应用. 中国实用眼科杂志, 2014 (3): 255-259.

［16］ MATSUMURA TAKEHIRO, TAKAMURA YOSHIHIRO, TOMOMATSU, TAKESHI. Changes in matrix metalloproteinases in diabetes patients'tears after vitrectomy and the relationship with corneal epithelial disorder. IOVS, 2015, 56 (6): 3559-3564.

［17］ WU-PING XU, XUE-DONG XU, CHI-PING SUN. Risk factors for corneal epithelial dysfunction after vitrectomy. Int Eye Sci, 2020, 20 (2): 336-338.

［18］ JIE ZHONG, JUN JIA, JIGUO YU, et al. Preoperative photocoagulation reduces corneal endothelial cell damage after vitrectomy in patients with proliferative diabetic retinopathy. Medicine (Baltimore), 2017, 96 (40): 7971.

［19］ QIN DONG-JU, DANG LUO-SHENG, ZHU XIAO-HUA, et al. The relevant risk factors affecting the damage of corneal endothelial cells after vitreoretinal operation. J Clin Res, 2004, 21 (12): 1376-1378.

［20］ XIANHUI ZHOU, XUXIA MENG. Changes of corneal endothelium cells following 23 gauge vitrectomy in diabetic retinopathy patients. Chinese journal of experimental ophthalmology, 2015, 33 (5): 456-460.

［21］ STITT AW, CURTIS TM, MEI C, et al. The progress in understanding and treatment of diabetic retinopathy. ProgRetin Eye Res, 2016, 51: 156-186.

［22］ ROY S, KERN TS, SONG B, et al. Mechanistic insights into pathological changes in the diabetic retina: implications for targeting diabetic retinopathy. Am J Pathol, 2017, 187 (1): 9-19.

［23］ LULU WANG, YANHONG SUN, QIPING WEI, et al. The complication and prevention of laser photocoagulation in diabetic retinopathy treatment. Int Eye Sci, 2019, 19 (3): 405-408.

［24］ YUN-FEI LI, YI-XIA ZHANG, HAI-DONG LIAN. Effect of vitreoretina surgery on corneal endothelial cell in diabetics patients. Int Eye Sci, 2014, 14 (1): 106-108.

［25］ 雷春灵, 张妍春, 宋虎平, 等. 20G闭合式玻璃体视网膜手术对PDR患者眼表的影响. 中国实用眼科杂志, 2017, 35 (11): 1057-1062.

［26］ 梁庆丰, 孙旭光, LABBE ANTOINE. 活体共聚焦显微镜在感染性角膜炎诊治中的应用. 中华眼科杂志, 2013, 49(10): 951-955.

［27］ 周贤慧, 孟旭霞. 玻璃体切割术对糖尿病玻璃体视网膜病变患者角膜内皮细胞的影响. 中华实验眼科杂志, 2015, 33 (5): 456-460.

［28］ 陈乔, 聂尚武, 王晓琴. 玻璃体切除术联合不同晶状体摘除术在增殖型糖尿病视网膜病变中的疗效比较. 实用医学杂志, 2016, 8: 1311-1314.

［29］ BINJIA SUN, JING HONG. The changes and influencing factors of corneal endothelial cell density after endothelial keratoplasty. Chinese Journal of Ophthalmology, 2018, 54 (12): 954-960.

［30］ 余雯, 余需, 吴梦凡, 等. 玻璃体替代物在玻璃体视网膜疾病中的应用研究进展. 眼科新进展, 2020, 40 (12): 1193-1196.

［31］ SHALU GUPTA, RAJEEV TULI, SHARMA RK. Vitreous substitutes in vitreoretinal surgeries. International Journal of Ophthalmic Pathology, 2016, 5 (3): 10. 4172/2324-8599. 1000186.

［32］ 李绍珍. 眼科手术学. 北京: 人民卫生出版社, 2000: 694.

［33］ DONG HYUN JEE, HYUN SEUNG KIM. The effect of c3f8 gas on corneal endothelial cells in rabbits. Jpn J Ophthalmol, 2010, 54: 602-608.

［34］ MARINA HESSE, DAVID KUERTEN, PETER WALTER, et al. The effect of air, SF6 and C3F8 on immortalized human corneal endothelial cells. Acta Ophthalmol, 2017, 95 (4): 283-290.

［35］ KANCLERZ PIOTR, GRZYBOWSKI ANDRZEJ. Complications associated with the use of expandable gases in vitrectomy. Journal of Ophthalmology, 2018, 2018: 8606494.

［36］ CINAR E, ZENGIN MO, KUCUKERDONMEZ C. Evaluation of corneal endothelial cell damage after vitreoretinal surgery: comparison of different endotamponades. Eye (Lond), 2015, 29 (5): 670-674.

［37］ GOEZINNE F, NUIJTS RM, LIEM AT, et al. Corneal endothelial cell density after vitrectomy with silicone oil for complex retinal detachments. Retina, 2014, 34 (2): 228-236.

［38］ FARRAHI FEREYDOUN, FEGHHI MOSTAFA, OSTADIAN FARSHAD, et al. Pars plana vitrectomy and silicone oil injection in phakic and pseudophakic eyes: corneal endothelial changes. Journal of Ophthalmic & Vision Research, 2014, 9 (3): 310-313.

［39］ LI SUYAN, LIU SHA, ZHANG ZHENGPEI, et al. A study of the prevention of scleral incision leakage after 23-gauge minimally invasive vitrectomy. Chin J Optom Ophthalmol Vis Sci, 2014, 16 (2): 112-117.

［40］ YUQING TANG, YANPING SONG, ZHAODE ZHANG, et al. Clinical analysis after vitrectomy. Int Eye Sci, 2014, 14 (1): 112-115.

第五章
角膜移植手术相关性角结膜病变

角膜是位于眼球最前面的透明膜,相当于照相机最前面的镜头,外伤、感染、内眼手术损伤、免疫性疾病、肿瘤等都会导致角膜混浊。而角膜是重要的屈光间质,一旦角膜混浊外界光线不能进入眼内,就会导致视力下降或丧失,即角膜盲(corneal blindness)。由于角膜是无血管的透明膜,发生混浊后可以通过手术——角膜移植术进行治疗。

角膜移植是用健康透明角膜替换病变混浊的角膜,达到增进视力、治疗角膜疾病、改善外观的显微外科手术,对于角膜盲患者来说,是复明的唯一有效方法。由于角膜组织无血管,角膜移植是人体成功率最高的组织移植。手术目的包括:①恢复中央角膜或视轴区透明角膜;②最大限度降低严重角膜病变的屈光不正;③去除病变;④美容;⑤控制感染;⑥恢复角膜和眼球完整结构。在过去70多年间,穿透性角膜移植术被认为是角膜移植手术的经典术式,随着手术技术、眼库技术发展,现在成分角膜移植术越来越被更多医生采用。

现代常用的角膜移植手术术式包括:

1. 穿透性角膜移植术(penetrating keratoplasty,PK) 应用供体角膜替代全层受体角膜的手术,是因角膜混浊无法采用其他手段治疗恢复角膜透明和治疗角膜病的标准方法[1]。由于手术需要环形切除中央区病变角膜,多造成直径7~10mm孔状缺如(植孔),球内组织暴露,易发生晶状体、玻璃体脱出、眼内出血甚至爆发性脉络膜上腔出血等,因此术中需要尽快置换新鲜供体角膜缝合于植孔。手术过程当中经过无前房、前房形成、恢复虹膜、前房注入黏弹剂和平衡盐溶液、缝合角膜、调整缝线、线结旋转埋入角膜内等操作,对于供体角膜移植片的上皮及内皮均有不同程度损伤。

2. 前部深板层角膜移植术(deep anterior lamellar keratoplasty,DALK) 患者角膜内皮层健康,手术中保留角膜组织后弹力层和内皮层,切除病变的角膜上皮和基质,去除供体角膜内皮层(或后弹力层)置换受体切除的病损区。这种手术可以减少PK术中的并发症,降低排斥反应发生率。由于不需要正常的角膜内皮细胞,保存时间较长的角膜组织仍可应用,扩大了供体角膜的应用范围,尤其针对我国供体角膜材料较缺乏的现状,提供了更多角膜材料[2]。手术中因仅留下角膜内皮细胞层和后弹力层,术中层间剥离时易发生穿孔;缝线过深时易发生缝线切割性后弹力层破裂形成双前房,需要前房注气顶起后弹力层与供体角膜贴附,故术后会导致眼压升高。与 PK 相同,角膜缝合、调整缝线等对角膜上皮造成损伤;或者供体角膜上皮完全缺如(保存时间较长的角膜)需要术后重新再建角膜上皮,因此修复达到正常眼表所需要时间较长,易发生手术相关的眼表病变。

3. **角膜内皮移植术(endothelial keratoplasty,EK)**　是对于角膜内皮细胞功能失代偿、基质无瘢痕的患者,用健康的角膜内皮(或包括角膜后弹力层)置换病变的角膜内皮层的手术方法。此类手术具有切口小、接近角膜的生理解剖、视力恢复快、散光小、角膜移植术后排斥反应发生率低等优势[3],目前已经成为角膜内皮病变失代偿首选治疗方法。与传统的穿透性角膜移植术相比,EK 对于受体眼屈光力影响小,并且可以减少或避免缝合引起的并发症,避免了术后创口哆开,术后恢复较快,减少术后护理需求[4,5]。手术中移植片无缝线固定,通过前房注气顶压内皮与受体角膜贴附,角膜内皮植入过程中易丢失内皮细胞,术后眼压升高等都易损伤供体角膜内皮细胞导致术后原发性供体衰竭。因术中需要去除水肿的受体角膜上皮,术后需要角膜上皮再生,可能会出现上皮愈合不良或延迟愈合等问题。

随着手术技术、眼库技术和药物的研发,使角膜移植手术成功率越来越高,扩大了适应证,使难治性角膜病通过角膜移植手术,也可取得良好的治疗效果。

由于角膜移植手术涉及供体角膜材料和受体条件的双重影响,又是在眼表施术,术后相关并发症较多且复杂,一旦发生将严重影响角膜移植手术的效果和预后。本章结合临床病例、手术技巧,以及术中与术后易出现的问题等解析各类角膜移植手术出现的眼表并发症,以及如何规避风险和治疗。

第一节　角膜上皮病变

一、概述

角膜上皮病变是指手术以后角膜上皮干燥、缺损、延迟愈合、过度增生、丝状混浊、上皮松解和反复剥脱等。穿透性角膜移植手术和深板层角膜移植手术需要供体角膜全层或去内皮移植片,置换后通过间断或连续缝合供体角膜和受体角膜,角膜神经环形切断,角膜上皮从角膜缘开始向角膜中心移行再生,并且需要跨过角膜创缘覆盖在供体角膜表面。角膜内皮移植手术中去除角膜上皮，术后也需要角膜上皮再生，不同于前两者的是在自身角膜表面再生修复，愈合过程相对容易一些。角膜移植术后上皮细胞层的完整性直接影响角膜移植成功与否，术后如果角膜上皮不能尽快完全愈合，前弹力层（Bowman membrane）受损，易导致角膜前基质混浊、感染、排斥反应、角膜移植片融解甚至穿孔，致使移植失败、严重影响视功能。

二、角膜上皮病变的类型、特点、原因、预防和治疗

1. 角膜上皮干燥

（1）角膜上皮干燥的临床特点：角膜移植术后移植片角膜上皮层完整，但表面不光滑透明，形成干燥的斑点，没有浸润和溃疡，症状仅为眼干涩、异物感或视力轻度下降（图 5-1-1，图 5-1-2）。

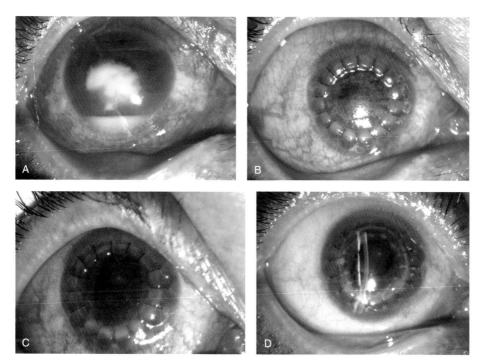

图 5-1-1　真菌性角膜溃疡 PK 术后角膜上皮干燥，药物治愈

A. 真菌性角膜溃疡 2 个月余，应用那他霉素抗真菌治疗未愈；B. 行部分穿透性角膜移植术后应用他克莫司滴眼液，并用自行配制的那他霉素、两性霉素 B 滴眼液滴眼半个月后，角膜上皮干燥斑形成，严重干眼；C. 因 PK 术后 1 个月真菌感染未复发，故停用抗真菌药物，给予人工泪液、妥布霉素地塞米松眼膏和他克莫司滴眼液治疗，半个月后角膜上皮明显好转；D. 术后 1 年零 1 个月，角膜移植片透明，矫正视力：0.4

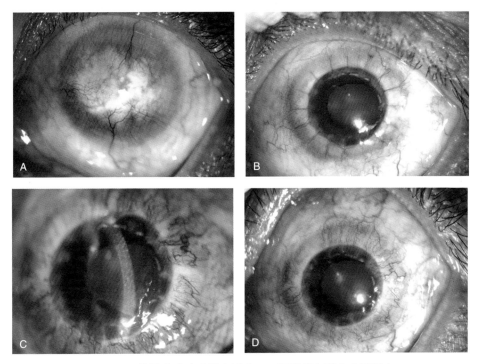

图 5-1-2　单纯疱疹病毒性角膜炎 PK 拆线后角膜上皮干燥斑

A. 单纯疱疹病毒性角膜炎,HSK(基质坏死型);B. 行部分穿透性角膜移植术,术后角膜移植片透明,HSK 未复发;C. 角膜拆线后 1 周复诊,角膜创缘愈合良,角膜移植片上皮点状干燥斑,视物模糊;D. 除继续应用预防排斥反应药物外,经过加强人工泪液滴眼和抗生素眼膏涂眼,20 余天后角膜上皮恢复正常光滑表面,角膜移植片透明,视力 0.3,矫正 0.6

　　(2)角膜上皮干燥的原因分析:角膜移植术后眼表泪膜和上皮细胞已经受到破坏。部分穿透性角膜移植术和深板层角膜移植术环形切除病变角膜,角膜神经被全部切断和长期应用免疫抑制剂等都会导致严重干眼,再生修复需要一定的时间。角膜移植术后需要应用多种眼药预防排斥反应,尤其术前感染性疾病已经大量应用药物治疗,眼表或已发生药物毒性反应,影响术后角膜上皮的愈合。

　　角膜移植术后拆线容易诱发排斥反应[6,7],术后常规加强预防排斥反应眼药应用,增加了眼表毒性。角膜移植术后 1~1.5 年拆除角膜缝线,拆线时需要表面麻醉,由于缝线和线结埋到角膜基质中,故拆线时常使角膜上皮破损,间断结节缝合线较连续缝合拆除难度更大,大多数病人拆线后角膜上皮 1~2 天可以完全愈合。如果拆线前表面麻醉眼药应用较多,术后免疫抑制剂如他克莫司或环孢素滴眼液及激素滴眼液用量增加,会在干眼的病理基础上出现角膜上皮毒性反应,若伴有全身疾病如糖尿病、类风湿等代谢性疾病和自身免疫性疾病,眼表病变更加严重。

（3）角膜上皮干燥的预防和治疗：需要角膜移植的患者多数是在有匹配供体角膜材料时急诊入院接受手术，术前多以结膜囊频繁滴用广谱抗生素做术前准备，术后根据原发病不同应用免疫抑制剂（他克莫司、环孢素和糖皮质激素等），同时应用抗细菌、真菌或抗病毒等滴眼液，出现术后高眼压时还需应用降眼压滴眼液。所以角膜移植术后眼表用药很多，根据病情用药时间也较长，预防排斥反应局部眼药可以应用数年，给药的频率与疗程根据是否高危病例和免疫排斥反应的轻重而定。环孢素和他克莫司是目前防治角膜移植术后排斥反应的有效药物[8,9]，由于联合这些新型免疫抑制剂，使糖皮质激素的用量相对减少，甚至仅局部用药。随时根据病情调整用药会有效降低药物的角膜毒性反应。

图 5-1-1 病例原发疾病是真菌性角膜溃疡，频繁应用自制的 5% 那他霉素、两性霉素 B 滴眼液滴眼，药物毒性破坏泪膜和眼表上皮细胞。停用抗真菌药物、加强补充人工泪液、地塞米松滴眼液调整为眼膏，加强和改善眼表湿润度和微环境，大约 10 天角膜上皮干燥斑逐渐转为正常角膜上皮组织，角膜移植片恢复透明。

拆线诱发角膜移植排斥反应多出现在拆线后 5 天以内，最早出现在拆线后 2 天[6,7]，故拆线后需要加强局部用药，增加免疫抑制剂或糖皮质激素滴眼液的用量，加强人工泪液的应用有效减少拆线所致的上皮病变。

注意术前消毒尽量减少对角膜上皮的刺激，术后除必须应用的眼药外注意眼药剂型的选择，眼膏可以增加结膜囊表面的润滑并减少滴药频度。告知患者及时随诊，根据病情调整和减少眼部用药非常必要。临床常见对角膜毒性较大的眼药依次是：抗阿米巴、抗真菌、抗病毒和抗细菌药物，需要根据病程的转归适时减量和停药。如果伴有糖尿病等同时联合内科治疗全身性疾病[10-12]。

2. 角膜上皮缺损、延迟愈合

（1）角膜上皮缺损、延迟愈合的临床特点：各种角膜移植术后角膜移植片或角膜中央上皮片状缺损，上皮生长覆盖后再次剥脱，长期上皮缺损迁延愈合（超过 1 周）或不愈合，并出现角膜前基质混浊。或者角膜上皮增生肥厚混浊伴有新生血管（图 5-1-3~ 图 5-1-7）。

（2）角膜上皮缺损、延迟愈合的原因分析

1）长期病毒性角膜炎、虹膜后粘连、瞳孔闭锁，使泪膜、结角膜和眼内处于病理性代谢状态，而常采用的联合手术包括部分穿透性角膜移植、虹膜分离、ECCE 等多项术式。为避免术后单纯疱疹病毒性角膜炎复发，除应用他克莫司、妥布霉素地塞米松眼药外还应用更昔洛韦眼用凝胶，上述诸多因素导致角膜上皮损伤，尽管角膜缘干细胞功能正常，但角膜移植片上皮自身修复能力减弱，使中央区角膜上皮长期缺损，前基质细胞代谢异常、轻度混浊。由于病变仅限于眼表，故治愈后角膜移植片大部分保持透明（图 5-1-3）。

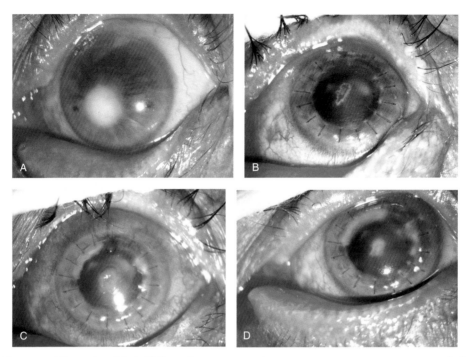

图 5-1-3　男,70 岁,反复角膜炎 18 年,PK+ECCE(extracapsular cataract extraction 白内障囊外摘除术)术后角膜上皮缺损、愈合不良

A. 粘连性角膜白斑、陈旧性虹膜睫状体炎,长期应用抗生素滴眼液、抗病毒滴眼液、非甾体抗炎剂和激素类滴眼液治疗 10 余年;B. 部分穿透性角膜移植术后 4 个月,应用他克莫司、地塞米松等预防排斥反应,应用左氧氟沙星滴眼液、更昔洛韦眼用凝胶预防感染及病毒复发,角膜移植片中央片状上皮缺损,无炎性浸润;C. 部分穿透性角膜移植术后 8 个月,停用更昔洛韦眼用凝胶,加强人工泪液、神经营养剂等治疗,他克莫司和激素减量,角膜上皮缺损处前基质混浊,上皮缺损范围缩小;D. 角膜移植术后 1 年零 1 个月,角膜上皮缺损愈合,留有小片状白斑,余处角膜透明,矫正视力 0.2

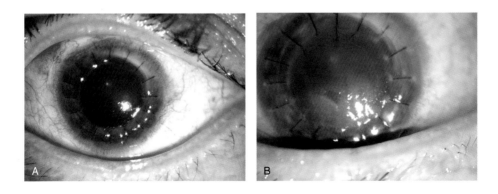

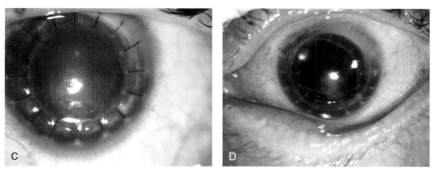

图 5-1-4　DALK（deep anterior lamellar keratoplasty，DALK，深板层角膜移植术）

术后角膜上皮干燥、缺损 A. 角膜白斑行深板层角膜移植后半个月，角膜移植片透明、层间和创缘对合良好；B. 术后 11 个月下方角膜上皮水肿混浊、片状缺损；C. 经过药物（免疫抑制剂 + 抗病毒 + 人工泪液）治疗 14 天后上皮愈合，仍有轻度混浊；D. DALK 术后 2 年零 3 个月、白内障超声乳化 +IOL 植入术后 11 个月，角膜上皮光滑，下方前基质薄翳，矫正视力 0.5

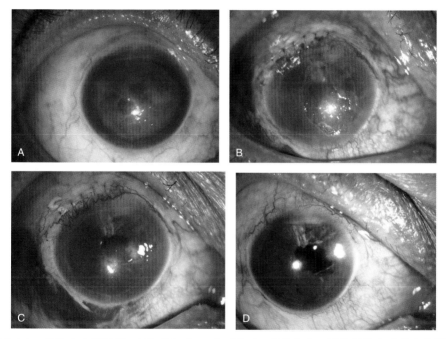

图 5-1-5　外伤白内障摘除 +IOL 植入术 10 年，因 IOL 移位行人工晶状体取出术联合小梁切除术后 5 年，术后眼红、异物感、视力逐渐下降 5 年，诊断为：角膜内皮细胞功能失代偿 + 无晶状体眼，行角膜内皮移植术 + 人工晶状体悬吊术后角膜上皮延迟愈合

A. 角膜内皮细胞功能失代偿，上皮和基质水肿，无晶状体眼；B. 角膜内皮移植术 + 人工晶状体悬吊术后 11 天，角膜上皮仍未再生愈合（正常 1 周之内愈合），呈现大片缺损，角膜内皮位置佳，基质无水肿，前房深浅正常，人工晶状体位置正常；C. 角膜内皮移植术后 1 个月，角膜上皮愈合，但中央区仍呈松解状态，内皮愈合良，角膜恢复透明；D. 角膜内皮移植术后 4 年，角膜透明，矫正视力 0.6

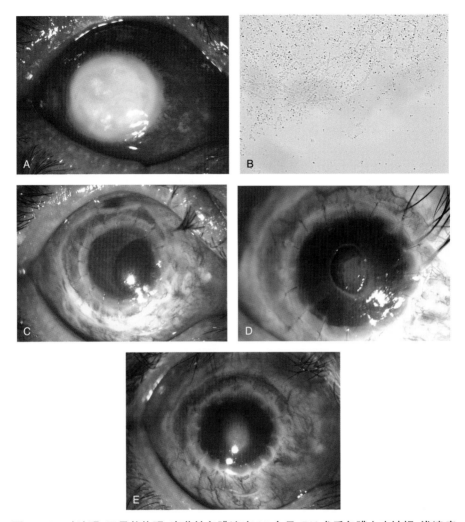

图 5-1-6　硅油眼、无晶状体眼，真菌性角膜溃疡 10 个月，PK 术后角膜上皮缺损、浅溃疡
A. 眼外伤玻璃体切除术后眼内硅油充填 1 年，角膜真菌感染 10 个月，角膜溃疡周边近穿孔；B. 角膜共聚焦显微镜检查未查到真菌菌丝及阿米巴包囊等，角膜刮片检查可见真菌菌丝（10% KOH 湿片染色）；C. 部分穿透性角膜移植术，术中取出硅油，睫状体部伏立康唑稀释液玻璃体腔灌注（10mg/mL）；角膜植孔 7.75mm，角膜移植片 8.25mm；手术结束时经角膜创口玻璃体腔注射伏立康唑原液；术后应用他克莫司 4 次 / 日、溴芬酸钠 2 次 / 日、那他霉素 1 次 /1 小时、左氧氟沙星 4 次 / 日滴眼，氧氟沙星＋妥布霉素眼膏 1 次 / 日睡前涂眼；术后 10 天，角膜移植片透明，眼压 15mmHg；D. 术后 1 个月余，他克莫司 3 次 / 日、那他霉素 4 次 / 日滴眼，氧氟沙星＋妥布霉素眼膏 1 次 / 日睡前涂眼；角膜中央上皮缺损，浅溃疡形成，表面较干净、无污秽分泌物，溃疡边界清晰，其周围角膜移植片透明；玻璃体轻度点絮状混浊，视网膜脉络膜复位良好，眼压 22mmHg，角膜共聚焦显微镜检查少许炎性细胞；E. 术后 2 个月余，经调整药物治疗（逐渐减少并停用那他霉素，应用妥布霉素地塞米松眼膏再改为滴眼液和增加人工泪液滴眼），应用角膜绷带镜等治疗后角膜上皮愈合，遗留角膜白斑

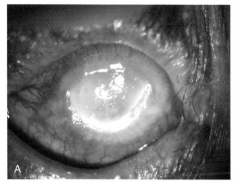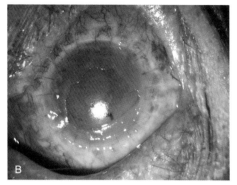

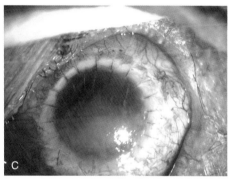

图 5-1-7 DALK 大角膜植片,上皮缺损、延迟愈合

A. 角膜炎 2 个月余,应用抗生素治疗未愈,大范围角膜溃疡,角膜共聚焦显微镜和刮片检查均未见菌丝,仅见大量炎性细胞,前房无积脓,玻璃体腔轻度点状混浊,双眼沙眼Ⅲ期、睑缘炎、轻度睑内翻伴有倒睫和泪道阻塞,高血压、糖尿病 13 年;B. DALK 术后(角膜移植片直径 8.0mm)常规应用他克莫司(5mL∶5mg)、醋酸泼尼松龙滴眼液(5mL∶50mg)和人工泪液滴眼 5 个月,角膜上皮大片剥脱,无感染,眼压 14mmHg;C. 应用他克莫司 3 次 / 日、妥布霉素地塞米松眼膏 3 次 / 日,联合氧氟沙星眼膏及加强人工泪液滴眼,定期拔睫毛治疗以及内科系统控制血糖治疗 1 个月,上皮愈合但遗留下方角膜移植片混浊

　　角膜移植手术适应证多比较复杂,术前多种疾病同时存在,术后多方面药物治疗,极易造成眼表的异常(包括结膜、角膜),影响术后角膜移植片的上皮愈合。尤其当联合应用抗病毒药物时,因毒性作用较强,可影响角膜移植片上皮的修复,必要时口服抗病毒药物,但注意术后用药 1~2 周复查肝肾功能。对于复杂病例必须关注眼表、及时随诊、调整用药,切不要因为术后眼表的病变未及时诊治而导致角膜移植手术失败。

　　2)深板层角膜移植术保留了角膜内皮层,虽然降低了角膜移植术后排斥反应的风险[13],但仍需应用免疫抑制剂和糖皮质激素药物预防排斥反应。图 5-1-4 病例术后 11 个月发生角膜移植片上皮的水肿混浊和上皮缺失,此时预防角膜排斥反应的药物已经减量,仅应用低浓度激素滴眼液每日2次滴眼,可能发生了角膜上皮型排斥反应,或者发生上皮型单纯疱疹病毒性角膜炎;另外,患者习惯坐位点滴眼液,药物主要作用到中下方角膜和结膜,也可能发生药物性角膜病变。根据患者的病史,发病前较劳累,眼睛刺激症状轻,角膜移植片上皮未见排斥线,房水无混浊等,考虑单纯疱疹病毒性角膜炎上皮型可能性较大,故停用激素滴眼液,告知患者尽量在滴眼液时采取卧位,应用更昔洛韦眼用凝胶和他克莫司滴眼液治疗后痊愈。由此可见,角膜上皮的病变需要多因素分析判断和鉴别,关注每一个细节,必要时诊断性治疗。

3)角膜内皮移植术中需要去除水肿的角膜上皮,术后角膜上皮3~5天即可重新再生,如果超过1周上皮仍未愈合属于异常。与年龄、术前眼部手术和用药病史及全身长期用药等均有关。图5-1-5病例患者多次内眼手术,眼局部应用药物治疗5年,虽然角膜内皮移植和人工晶状体植入手术顺利,但眼表长期处于病理状态,考虑上皮延迟愈合与长期药物治疗导致药物性泪膜、角结膜损伤有关。因为移植的角膜内皮层愈合良好,最终上皮完全愈合,角膜恢复透明。有许多全身用药会并发角结膜病变[14,15],该患者口服抗高血压药物10余年,是否对眼表和角膜上皮细胞再生有影响需要进一步探讨和观察。

4)外伤眼行玻璃体切除术联合硅油充填术后长期应用抗生素和激素滴眼液治疗的病例,曾诊断为"角膜变性",可能角膜上皮和基质有损伤或"角膜内皮细胞功能失代偿",当眼表损伤加之长期应用激素滴眼液,极易发生真菌感染,并且需要大量抗真菌药物治疗。

图5-1-6病例角膜移植术前已经确诊"真菌性角膜溃疡"并局部和全身应用抗真菌药物治疗,角膜移植术前角膜刮片检查可见真菌菌丝,细菌和真菌培养均为阴性。角膜共聚焦显微镜检查未见真菌可能与应用抗真菌药物有关,角膜表面大量坏死组织形成也影响角膜共聚焦显微镜的检查结果,作者团队经验是:角膜溃疡患者行角膜清创后再行角膜共聚焦显微镜检查可以提高检查阳性率,此结果与文献一致[16,17],也有文献报道角膜共聚焦显微镜先行检查定位对提高角膜刮片检查阳性检出率有明显的效果[16~18]。微生物培养为阴性与术前术中用药、取材组织部位大小、送检过程中保存等诸多因素有关,眼部感染性标本的采集正确与否直接决定着标本的质量,影响着病原菌的检出率,也对检验结果的准确性有重大的意义[19~21]。术中眼内伏立康唑灌注和术终玻璃体腔药物注射,角膜移植术后应用那他霉素频繁滴眼、同时应用免疫抑制剂和非甾体抗炎剂治疗(为防止真菌感染复发早期禁用糖皮质激素眼药),有效地控制了真菌感染,但这些药物联合应用加重角膜移植片上皮的毒性反应,导致角膜上皮愈合不良或不愈合。尤其长期那他霉素频繁滴眼对于角膜上皮和睑缘黏膜皮肤均有较强的刺激作用,甚至发生睑缘皮炎[22]。

5)长期患有糖尿病影响眼部微循环,沙眼患者的后遗症包括睑内翻、倒睫、上睑结膜和穹窿结膜瘢痕形成,即眼表异常,直接影响角膜移植术后上皮的愈合。

图 5-1-7 可见睑缘肥厚充血,睑缘脂质分泌异常,导致眼表泪膜和上皮功能异常,术前病变显示大片上皮缺损和基质溃疡,全角膜深板层移植,角膜全周神经纤维切断再生速度较慢[25],影响角膜移植片上皮再生修复愈合。考虑到眼部原有疾病沙眼的影响和治疗,将滴眼液改为眼膏,以眼膏为主的药物剂型,对于沙眼和睑缘炎治疗效果确切并持久,可以促进眼表的修复。最终角膜上皮愈合,但由于上皮缺损时间较长、范围较大,影响到角膜前基质,结果形成瘢痕。该病例提示:任何眼部手术之前,对于基础性眼病要高度重视和治疗,对于术后眼表病变,掌握好眼药剂型的选择应用可以达到良好的治疗效果。

（3）角膜上皮缺损、延迟愈合的预防和治疗:角膜移植手术是较复杂的眼部手术,需要手术的患眼病史较长、病因和术前用药多种多样,由于在角膜移植手术前角膜和眼表已经严重破坏,因此对于术前角膜疾病病史、用药和全身疾病需要充分了解。尤其是糖尿病患者,属于易并发眼表病变的高危群体,这类患者中糖尿病对泪膜、结角膜和角膜神经纤维的影响已受到诸多关注,可引起干眼、角膜上皮损伤(包括上皮再生迟缓、浅层点状角膜炎、持续性上皮缺损、反复的上皮糜烂、浅层角膜溃疡、丝状角膜炎、大泡形成和角膜知觉下降等)[26-28]。活体共聚焦显微镜观察研究证实:糖尿病组角膜基底膜下神经纤维的各项指标对比正常人具有显著差异,提示糖尿病患者角膜上皮基底膜下神经纤维受损。其中神经纤维密度、神经干数较对照组明显减少,神经纤维弯曲度明显增加,并且糖尿病患者的角膜基底膜下神经纤维的密度及神经干数与糖尿病病程呈负相关[29,30]。术前用药所致的眼表毒性反应也是重要因素,角膜移植术后针对病因、病史和用药史,需要给予对症及加强保护眼表用药。

PK 或 DALK 术中注意创缘整齐、缝合角膜移植片和植床深浅一致、缝线松紧适中、切缘水密闭合佳,角膜上皮移行再生解剖支架整齐完整,可以促进角膜上皮的愈合。

各种类型角膜移植术后都有发生上皮愈合不良的可能,眼表集中用药越多,毒性反应越大。可损伤角膜上皮的药物包括抗病毒药、表面麻醉药、抗青光眼药物、药物中的防腐剂等[31,32],均容易发生角膜上皮功能障碍。临床诊治中遇到多数病例角膜上皮愈合不良与联合用药的相关性依次为:术后预防排斥反应药物联合抗真菌滴眼液、联合抗病毒眼药、联合降眼压药物等,都容易影响角膜移植术后的上皮再生,因此术后根据角膜移植愈合情况及时调整、减少联合用药,也是保障及促进眼表上皮修复的因素。

通过对图 5-1-6 病例的诊治，当确认无真菌感染复发后，停用抗真菌药物治疗并加用激素滴眼液和人工泪液以及角膜绷带镜，上皮愈合，遗留角膜斑翳。需要注意的是很多文献和书籍中建议真菌性角膜溃疡角膜移植术后 2 周可以应用激素滴眼液[23,24]，但作者团队的经验是术后 1 个月更为安全，可以更有效避免真菌感染的复发。

角膜上皮延迟愈合治疗时首先需排除角膜内皮病变，如果是因为供体角膜衰竭或角膜内皮细胞失代偿所致上皮剥脱，单纯治疗上皮病变是没有效果的；另一重要鉴别是上皮型排斥反应，后者需要大剂量免疫抑制剂和激素眼药治疗，而如果是角膜上皮细胞功能障碍导致的上皮愈合欠佳，需要减少激素的浓度和用量，否则适得其反。

所有角膜移植患者术后均有较严重的泪膜异常，即干眼，应用不含防腐剂的人工泪液保护眼表上皮，根据角膜上皮愈合情况选择糖皮质激素眼药的浓度和剂型，真菌感染病例早期禁用激素时，选择滴眼频率少、药效强的非甾体抗炎剂（如溴芬酸钠，2 次 / 日）治疗术后眼内炎性反应都有良好效果。但需注意非甾体抗炎滴眼液对人角膜上皮细胞的毒性反应[33~36]。

考虑到联合用药的毒性大，减少局部应用抗病毒滴眼液用量，改为口服剂，如单纯疱疹病毒性角膜炎行角膜移植术后为预防病毒复发，可以口服阿昔洛韦或更昔洛韦，注意用药后 2 周检查肝肾功能。抗真菌感染尽量应用商品化滴眼液（如那他霉素），自行配制滴眼液往往刺激性较强，眼表损伤重[37]。应定期复查检测真菌感染有否复发，及时减少抗真菌滴眼药频度和停药，使其药物毒性降至最低。同时注意全身疾病的治疗，如糖尿病患者血糖控制欠佳或未有效治疗会严重影响角膜移植术后上皮、基质和内皮的愈合[10,11]。

对于严重或顽固性角膜上皮缺损、愈合不良者应用自体血清是最佳方法[38~42]，自体血清与泪液成分相似，在生物化学和生物力学方面也具有一定的相似度，在泪液缺乏的情况下，单独应用自体血清可保持眼表上皮正常的表型。其中的细胞因子如 EGF、TFG-β、FGF、维生素 A 及纤维连接蛋白等都对于维持眼表相关细胞的增殖、移行等起到重要作用；氨基酸、核酸关联物质也具有改善组织营养、刺激细胞再生、加快组织损伤修复等作用。相关研究表明：应用自体血清治疗角膜上皮缺损，2 周内治愈持续性上皮缺损有效率为 43.8%，1 个月内有效率为 62.5%[40]，但使用时需注意预防污染、避免医源性感染[39]。

3. 角膜上皮异常增生

(1) 角膜上皮异常增生的临床特点：角膜移植术后角膜移植片上皮初始阶段上皮愈合良好，随之角膜上皮肥厚增生、肿胀混浊，隆起于正常角膜上皮表面，伴有充血或新生血管形成。眼部表现畏光、流泪、视物模糊。角膜移植片基质无水肿,内皮细胞正常,上皮异常增生治愈后角膜移植片可恢复透明或伴有前基质混浊(图 5-1-8,图 5-1-9)。

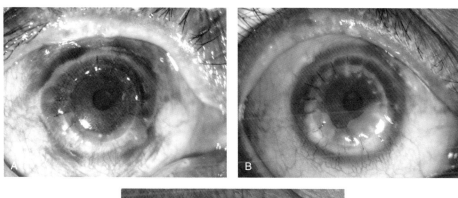

图 5-1-8　患者女,52 岁,脑膜瘤术后神经营养障碍性角膜病变,角膜白斑,PK 术后角膜上皮过度增生

A. PK 术后 2 周,角膜移植片透明,角膜上皮光滑;B. PK 术后 2.5 个月,眼睑闭合无力,轻度闭合不全,自行应用"补药"(药名药量不详),角膜下方上皮过度增生混浊,其余角膜移植片透明;C. PK 术后半年余,停用"补药",加强免疫抑制剂他克莫司、强效激素(地塞米松眼膏)和人工泪液治疗后角膜上皮增生好转,角膜移植片透明

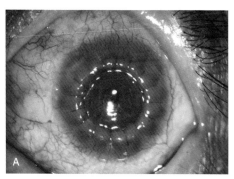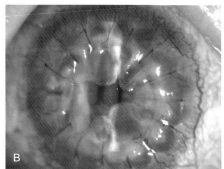

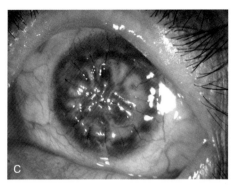

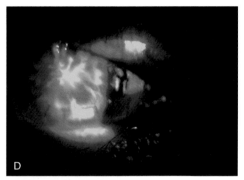

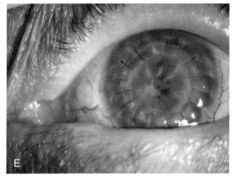

图 5-1-9　女,54 岁,糖尿病 20 余年,因糖尿病视网膜病变行玻璃体切除术联合硅油填充术及硅油取出术 5 年,3 次视网膜激光光凝术,因角膜内皮失代偿 + 角膜白斑行部分穿透性角膜移植术

A. PK 术后 1 周,角膜移植片透明,上皮光滑;常规应用他克莫司、妥布霉素地塞米松眼膏、人工泪液局部治疗,全身口服泼尼松治疗;B. PK 术后 2 个月,角膜上皮自角膜创缘处混浊增生,此时空腹血糖 7.1~8.0mmol/L 之间,继续上述治疗,控制血糖;C. PK 术后 2.5 个月,角膜上皮异常增生加重,条纹状混浊隆起,粗大新生血管形成,眼部轻度异物感,角膜上皮无缺损和剥脱;D. 同时行眼表荧光素染色检查,显示放射状荧光素着色,非 HSK 角膜上皮炎的荧光素染色;E. PK 术后 1 年零 5 个月,经过治疗,角膜上皮增生稳定,前基质混浊,新生血管略萎缩;空腹血糖 6.9mmol/L,糖化血红蛋白在正常范围内(6%)

（2）角膜上皮异常增生的原因分析:脑部手术或外伤术后由于神经损伤,导致眼睑闭合不全、角膜神经营养障碍,逐渐发生角膜损伤和瘢痕形成,即神经营养障碍性角膜病变。行部分穿透性角膜移植术后角膜环切、神经切断进一步导致神经营养功能缺乏,由于眼睑瞬目异常、睑裂处暴露、泪膜不稳定,导致角膜上皮干燥,刺激角膜上皮代偿性增生。

图 5-1-8 患者脑膜瘤术后,存在以上影响因素,又自行应用大量"补药",也可能药物作用促进角膜上皮异常增生。一些可以增强机体非特异性或特异性免

疫应答反应的药物,能增强或调节机体的非特异性及特异性免疫功能。而移植术后诱发了机体免疫系统活性来排斥外来组织和器官即移植排斥反应,需要应用免疫抑制剂抑制免疫反应使供受体具有组织相容性,才会移植成功。如果打破这种平衡即影响机体移植的免疫状态[43~45]。临床中有许多与免疫相关的疾病如葡萄膜炎,常规应用免疫抑制剂治疗和控制机体处于病理状态下的免疫反应,而此时如果应用免疫增强剂则与治疗相左。

图 5-1-9 患者基础疾病糖尿病,并且已合并视网膜病变并发症,多次视网膜激光治疗,眼部的微循环功能障碍(糖尿病视网膜病变是糖尿病患者微循环障碍引起视网膜血管损害的结果)[46~50]。糖尿病患者泪膜异常,干眼较重,术后尽管常规应用人工泪液,不足以改善泪膜功能。糖尿病患者具有干眼症症状轻、BUT较短、睑板腺形态异常较重的特点,提示糖尿病患者睑板腺功能障碍较重[51,52]。长期糖尿病角膜神经纤维减少、功能减退,研究表明:糖尿病各组的角膜神经纤维长度、角膜神经纤维分支密度和角膜神经纤维密度均较正常组减少,随着病情加重,上述指标逐渐减少[29,53~55]。部分穿透性角膜移植角膜环切一周,神经纤维切断,角膜各层再生时,无论眼表湿润程度、组织细胞生长融合还是神经功能恢复均受到影响。在角膜各层组织细胞愈合过程中角膜上皮细胞再生最快,文献报道角膜损伤修复过程中,热休克蛋白的表达调控有重要的作用。损伤早期(8 小时),热休克蛋白在角膜上皮表达达到高峰,随后(3~5 天)其表达范围扩展到基质深层及角膜内皮[56,57]。

关于角膜移植术后或角膜外伤愈合中角膜上皮组织过度增生的相关报道较少,机理有待于进一步探讨研究。推测在以上角膜组织结构和营养状态异常状态下,PK 术后愈合过程中角膜上皮反射性过度增生,伴有新生血管形成,尤其在高血糖状态下,是否对角膜术后增生有影响有待进一步研究。同时不排除与病毒感染相关,但本病例荧光素染色后不支持单纯疱疹病毒感染,角膜共聚焦显微镜检查仅显示较大的上皮细胞和活跃的朗格汉斯细胞,另外也可能是移植术后免疫排斥反应的特殊表现。角膜上皮代偿性增生经常发生在以基质扩张、丢失为特征的角膜疾病中,可能是通过上皮增生提供代偿性保护,以减低眼睑及瞬目对于角膜的剪切力作用[58,59]。

(3)角膜上皮异常增生的预防和治疗:加强局部免疫抑制剂、糖皮质激素和人工泪液的用药,局部和全身应用神经营养剂治疗,同时联合内科治疗糖尿病,上皮增生得以控制并逐渐吸收,新生血管萎缩。但由于反应较重,病变累及角膜前基质层,故好转后遗留角膜混浊。因角膜内皮细胞功能正常,不发生角膜基质水肿和大泡性角膜病变。

第二节　角膜移植片和植床感染

一、概述

角膜移植手术涉及供体和受体双方面健康问题,我国现在由于眼库、角膜捐献供体取材的严格管理,供体污染的概率极低。角膜移植术后发生的感染常见是移植片病毒感染,包括单纯疱疹病毒、巨细胞病毒等,可以是原发或病毒复发,侵犯角膜上皮和内皮,导致移植片混浊。也可发生细菌、真菌感染或原有感染复发,尤其对于真菌感染的患者术前未充分抗菌或需应急手术(角膜穿孔等),行角膜移植后,残留在植床的感染病灶未能有效控制继续浸润,或者原有感染已经控制,但术后过早的应用激素使真菌感染复发。无论哪一种感染都是导致角膜移植失败的主要原因之一。

二、感染的类型、特点、原因、预防和治疗

1. 真菌感染复发

(1)角膜移植片和植床真菌感染的临床特点

角膜移植术后真菌感染常见于真菌性角膜溃疡行 PK 或 DALK 术后,表现为术后 24~48 小时内发病,伴随症状包括睫状充血、植片水肿、黏液脓性分泌物,始于植床或缝线周围向植片发展的浸润灶。迟发性感染常见真菌性角膜溃疡复发感染灶始发于植床或创缘;或术后围手术期用药管理不当发生感染性结膜炎、角膜炎或角膜溃疡,临床表现多始发于角膜移植片,严重时会发生眼内炎,临床特点同眼内炎(图 5-2-1,图 5-2-2)。

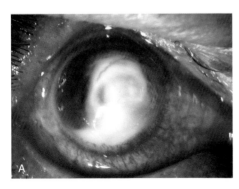
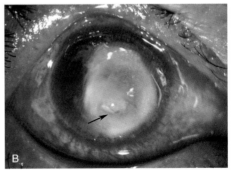

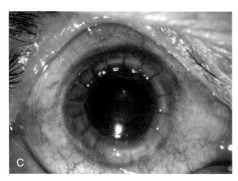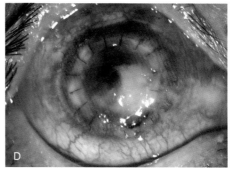

图 5-2-1　真菌性角膜溃疡,抗真菌治疗后行部分穿透性角膜移植术

A. 真菌性角膜溃疡 2 个月,B 超检查玻璃体无感染;B. 抗真菌治疗 1 周后,角膜溃疡好转,前房积脓大部分吸收,下方(箭头)处出现穿孔;C. 部分穿透性角膜移植术后 1 周,继续应用抗真菌治疗,包括那他霉素频繁滴眼、伏立康唑静脉滴注和结膜下注射,应用非甾体抗炎剂等,角膜移植片透明,前房形成良好,轻度房水闪辉,但可见下方角膜边缘处基质混浊;D. PK 术后 3 周角膜移植片透明、前房稳定后局部开始加用妥布霉素地塞米松眼膏预防排斥反应治疗,但用药 2 周后真菌感染复发

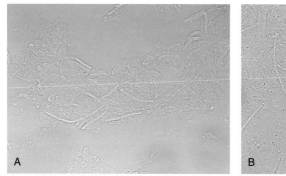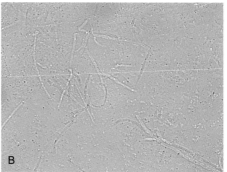

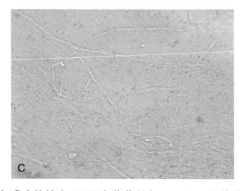

图 5-2-2　角膜涂片检查:可见真菌菌丝(10% KOH 湿片染色,400 倍)

A. 对应图 5-2-1A,角膜清创涂片检查,可见大量真菌菌丝;B. 对应图 5-2-1B,角膜清创涂片检查,仍可见真菌菌丝,但较 A 略减少;C. 对应图 5-2-1D,角膜清创涂片检查,显示真菌菌丝

（2）角膜移植片和植床真菌感染的原因分析：真菌性角膜炎是感染性角膜炎中最难诊断和治疗的疾病之一，是全世界范围内严重威胁视力的感染性疾病，严重时仅通过药物手段通常难以治疗[60~62]。由于大多数抗真菌眼药渗透较差，真菌性角膜炎，尤其形成深部角膜溃疡时抗真菌药物治疗疗效极其有限，常需要行治疗性穿透性角膜移植术，目的是去除病灶、控制感染和维持眼球完整性。应用抗真菌药物治疗的同时，如果角膜穿孔或感染持续恶化，应及时行部分穿透性角膜移植手术[60,63~66]。但选择角膜移植手术的最理想时机为抗真菌治疗、感染有效控制后，以防止术后复发。

图 5-2-1 病例术前可见严重真菌感染，角膜移植术后 3 周加用激素眼膏，用药 2 周余角膜创缘和移植片真菌复发，角膜刮片检查见真菌菌丝。分析复发的原因：①角膜移植时切除病灶范围不足，角膜创缘清创不彻底。大多数回顾性研究表明，药物治疗失败的真菌性角膜炎患者应在 4 周内行角膜移植术，并且切除病变角膜的环钻应大于病变边缘 1~1.5mm 透明角膜[67~69]，由于过大角膜移植片术后排斥反应发生率较高[70,71]，可根据病情选择适当切除范围。作者团队为避免过大植孔发生排斥反应，在术中采用角膜植孔创缘应用抗真菌药物清创，也可以有效避免真菌复发[72]。本病例术后下方基质混浊处应是真菌残留的病灶，有可能与术中清创不彻底有关。而术后切除的病变组织细菌、真菌培养结果为阴性，与术前和术中用药有关。②术后过早应用了激素眼膏，在真菌角膜感染中局部使用糖皮质激素可以加速真菌生长并向角膜基质中侵入，同时抑制抗真菌药物的药效。回顾性研究发现，在接受局部激素药物治疗的真菌性角膜炎患者中，可能会引起急性炎症反应，甚至继发角膜溃疡穿孔[73,74]。角膜移植术后感染已经控制，可以局部应用糖皮质激素预防排斥反应，疗效是肯定的，但加用激素的时机并无确定，原则是抗真菌治疗和确切临床体征显示感染已控制 2 周后应用糖皮质激素[75]，也有文献提出角膜移植术后 2 周开始局部应用激素[23,24,75]。笔者经验是术后至少 1 个月后应用，并诊治一病例部分穿透性角膜移植术后 2 个月，局部应用激素后真菌感染复发。真菌性角膜溃疡行 PK 的复发率为 6.43%，早期复发一般发生在术后 3 天，晚期复发一般在术后 20~60 天[76,77]。抗真菌药物应用时间应足够长，是否复发还取决于是哪一种真菌感染以及对抗真菌药物的敏感性等。

（3）角膜移植片和植床真菌感染的治疗：为防止真菌复发，角膜移植术中应用 10mg/mL 伏立康唑注射液冲洗前房及房角，术后继续应用抗真菌药物治疗，包括全身应用伏立康唑静脉滴注、口服伊曲康唑，那他霉素滴眼等治疗，并在下方角膜植床混浊处基质内注射伏立康唑，同时应用他克莫司滴眼剂预防排斥反应。出现真菌复发后立即打开创缘清创，应用伏立康唑冲洗创缘、移植片和前房，此时以控制感染为主，角膜移植片混浊后可以二次移植治疗。

2. 角膜移植术后病毒感染

（1）角膜移植术后病毒感染的临床特点：角膜内皮常见病毒感染，易误诊。无论角膜内皮移植、深板层角膜移植或者是穿透性角膜移植，由于病毒侵犯了角膜内皮细胞，角膜内皮细胞功能损伤，发生与角膜移植排斥反应相近似的表现，如眼红、视力下降、植片水肿、后弹力层皱褶，角膜后 KP，高眼压、虹膜睫状体炎等（详见角膜移植排斥反应）。

角膜移植片上皮或基质感染可发生于术前单纯疱疹病毒性角膜炎患者或其他角膜移植患者术后发生病毒感染。表现与单纯疱疹病毒性角膜炎上皮型或基质坏死型相同，需要注意的是与角膜排斥反应相鉴别（图 5-2-3）。

（2）角膜移植术后病毒感染的原因分析：角膜移植术后单纯疱疹病毒性角膜炎复发率取决于随诊时间长短，研究报道树枝状病毒性角膜炎随诊 1 年者复发率为 10%~25%，随诊 2~5 年者复发率为 9%~22.6%[78~83]，疾病复发的临床表现包括植片树枝状、地图状溃疡，基质水肿、新生血管形成、瘢痕或穿孔。复发机制为病毒通过三叉神经节或颈上神经节进行传播，沿着第 V 对脑神经第一支到达角膜和睫状体。穿透性角膜移植术后供体角膜开始出现中央区神经知觉的完整恢复时间，最早需要 8 周，而绝大多数患者需要 12 个月[84~86]，因此角膜移植术后单纯疱疹病毒性角膜炎早期复发通常发生在植片与植床的交界处。

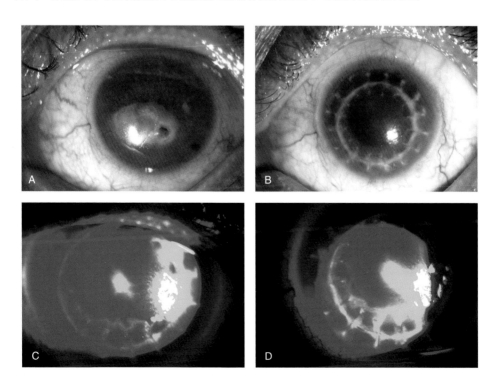

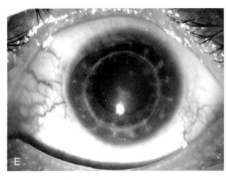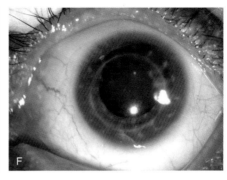

图 5-2-3　PK 术后 1 年零 7 个月,病毒性角膜炎复发

A. 左眼反复红、畏光、视力下降、角膜变白 10 年,自觉热泪流出 2 天,查体:角膜基质混浊、变薄、中央偏下方穿孔,角膜缘至混浊区新生血管形成;诊断:HSK,基质坏死型,角膜穿孔;B. 行 PK 术后 1 年零 7 个月,自觉眼红、视力下降 1 周,睫状充血,角膜移植片轻度水肿混浊;诊断角膜移植术后排斥反应,应用激素和免疫抑制剂治疗;C. 抗排斥反应治疗 20 余天角膜水肿减轻,但角膜上皮混浊加重,荧光素染色下方上皮线状着色,仍考虑角膜上皮型排斥反应,加强局部糖皮质激素用药;D. 上述治疗 2 天后病情加重,眼红、异物感及视力下降明显加重,角膜移植片下方上皮混浊缺损,再次 FL,显示末梢膨大的树枝状和地图状荧光素染色,诊断为单纯疱疹病毒性角膜炎复发、上皮型,立即停用激素,改为更昔洛韦眼用凝胶点眼和非激素类免疫抑制剂他克莫司滴眼液滴眼;E. 上述治疗 12 天后视力提高,睫状充血减轻,角膜移植片透明,上皮愈合;F. PK 术后 5 年,角膜移植片透明,矫正视力 0.8

图 5-2-3 病例原发疾病为 HSK,部分穿透性角膜移植术后 1 年 7 个月出现眼红、角膜微水肿,首先考虑排斥反应,所以加强糖皮质激素治疗。上皮型排斥反应典型表现为隆起的上皮线样混浊,易误诊为树枝状角膜炎,而如果没有出现排斥线,单纯疱疹病毒性角膜炎与植片排斥反应的鉴别更加困难。加强激素治疗后角膜症状和病变加重,进一步角膜染色后出现树枝和地图样着色,提示单纯疱疹病毒性角膜炎上皮型,发病与患者长期应用激素、劳累有关。

(3)角膜移植术后病毒感染的治疗:病毒性角膜炎行角膜移植术后,常规局部和全身应用抗病毒药物防治复发;但是局部和全身应用抗病毒药会出现角膜上皮毒性反应和肝肾功能损伤,脆弱的角膜移植片容易发生药源性角膜病变,常见的引起药源性角膜上皮病变的局部眼药包括抗病毒药、抗菌药、糖皮质激素及表面麻醉药[87~89]等,应用中需要密切观察。

该患者角膜移植术后已经 1 年余并已拆除缝线,应用低浓度激素滴眼维持治疗、预防排斥反应,大部分病例可保持角膜移植片透明,但也有文献报道,排斥反应发生率仍可达 46%[90]。该患者应用免疫抑制剂和激素治疗后角膜水肿减轻,但角膜上皮出现线样混浊,加强激素治疗 2 天后,角膜上皮出现较典型的树枝状角膜炎体征,应用抗病毒药物治疗后痊愈,证实病变为排斥反应合并复发性单纯疱疹病毒性角膜炎。角膜移植术后 HSK 复发大约有 32% 表现为角膜上皮炎[80,91]，由于 HSK 上皮型局部应用激素可加重单纯疱疹病毒的感染，故应用免疫抑制剂他克莫司，局部停用激素，角膜移植片很快恢复透明。在后续治疗中，间断定期应用抗病毒眼药和低浓度激素治疗 2 年，角膜移植术后 3 年停药，病毒感染和排斥反应未复发，角膜移植片保持透明。提示角膜移植术后感染包括细菌、真菌、病毒等，尤其对于单纯疱疹病毒性角膜炎，行角膜移植手术后，密切观察患者病情变化、及时随诊是十分必要的。

3. 角膜移植术后细菌感染

（1）角膜移植术后细菌感染的临床特点：发病急，眼红眼痛，畏光流泪，角膜移植片浸润混浊坏死，症状体征与细菌性角膜炎相同（图 5-2-4）。

（2）角膜移植术后细菌感染的原因分析：儿童角膜移植远较成人角膜移植难度大，由于儿童角膜未发育成熟，角膜较软，深板层角膜移植手术剥离病变角膜难度大；围手术期治疗中患儿配合困难，术后滴眼液不易达到结膜囊的有效浓度；术后由于眼部不适、不自觉揉眼等，增加感染的机会[92-99]。尤其 4 岁以下儿童，缝线易松弛，诱发上皮型排斥反应；复诊检查时患儿哭闹，医生容易检查不充分，早期出现的角膜浸润等病灶易忽略；并且术后需要常规应用免疫抑制剂和糖皮质激素滴眼液，一旦角膜上皮破损或愈合不良极易发生感染。角膜移植术后患儿围手术期的治疗，需要指导和监督负责点滴眼液的家庭成员如父母、祖父母等，告知其为患儿按时点眼药的重要性，指导其洗手后点滴眼液、瓶口处不要污染、瓶口不要接触到眼睛或眼睑等。

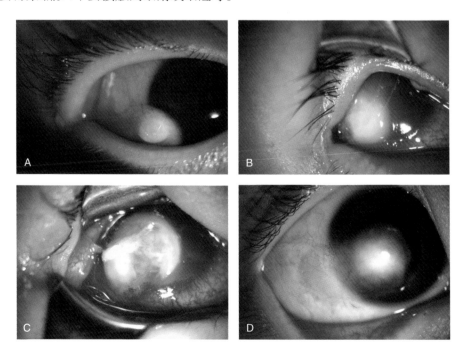

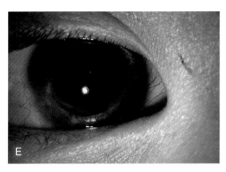

图 5-2-4　男孩 2 岁，角膜皮样瘤切除 DALK 术后感染

A.角膜巩膜皮样瘤 2 年，肿瘤范围较大，表面隆起高；B.肿瘤切除联合深板层角膜移植术后 1个月，细菌性角膜感染；C.多种广谱抗生素频繁滴眼无效，角膜溃疡加重，表面坏死组织增多和脓性分泌物；D.应用广谱抗生素眼膏涂眼，结膜囊涂满眼膏，角膜溃疡明显好转，最终瘢痕性愈合，角膜无穿孔，可见肿瘤切除处 DALK 移植片愈合良好，未出现干细胞功能衰竭，角膜缘结构完好；E.对于角膜中央区白斑行 PK 术后 2 年，角膜移植片透明，晶状体无混浊，DALK处角膜缘功能正常

　　（3）角膜移植术后细菌感染的治疗：遵照急性细菌性角膜炎、角膜溃疡治疗原则进行迅速治疗。

　　图 5-2-4 病例，由于患儿深板层角膜移植手术很成功，反倒使家长术后轻视了治疗，院外用药不慎发生感染，角膜已经出现脓疡时方来就诊。尽管诊断细菌性角膜炎，给予抗生素滴眼液频繁滴眼，但并没有控制住病情，主要是忽略了一点，即患儿用药的剂型问题。患儿已经发生角膜炎，眼刺激症状很重，滴用滴眼液很难达到结膜囊内，滴用的越频繁、随着眼泪流出的越多，眼睑越痉挛，滴眼液越滴不到结膜囊内，实际上未达到有效治疗。结合患儿的生理特点，将滴眼液改为广谱抗生素眼膏，每日由医护人员亲自应用开睑钩拉开眼睑，将眼膏涂满结膜囊内。由于眼膏作用时间长，无须频繁滴眼即达到有效的生物学效应，炎症明显好转；又由于患儿接受的是深板层角膜移植术，溃疡及时治愈后未波及眼内，可见皮样瘤切除后板层角膜移植片仍完好。角膜炎发生在邻近角膜中央一侧移植片边缘，形成角膜中央的白斑，为及早恢复患儿视功能，再次行部分穿透性角膜移植术，术后角膜透明。

　　尽管对患儿视力有影响的角膜混浊行 PK 治疗并发症较多，但眼科医生一定要认识到严重的视觉损害对婴幼儿和儿童的整体发育有着深远的影响。及时选择角膜移植手术，即使很小的视觉改善，对儿童的整体发育的益处也是不容忽视的[100~104]。有研究显示许多 PK 患儿虽然仅有低于 0.1 的视力，术后在行为举止、交流沟通和行动方面均有显著提高，即使就诊时间较晚，也不能限于不可逆的弱视而放弃手术治疗[105,106]。婴幼儿和儿童角膜移植术后围手术期检查和用药需要医生和家属密切交流、沟通,并指导用药、视功能的恢复训练,以及角膜移植失败后的再次手术等。每一次的医学检查一定要确切,并发症的治疗需要得到患儿家长的配合和理解,方可达到最佳治疗效果。

注意点:

角膜移植术后由于需要长期应用免疫抑制剂和激素眼药,都有感染复发或继发感染的可能性。术后大量应用激素和免疫抑制剂易导致病毒复发,早期细菌或真菌感染可能是由供体材料污染、植床病灶切除不彻底或环境中微生物获得性感染,术后继发感染性角膜炎的危险因素包括持续性角膜上皮缺损、配戴角膜接触镜、缝线松弛、结角膜干燥症以及术后应用糖皮质激素等。角膜移植术后感染应及时治疗,防止发生眼内炎。文献报道,首次 PK 后眼内炎的总发病率为 0.67%;术后 6 周内眼内炎的发生率为 0.16%;移植后 5 年内眼内炎发病率为 27%,与眼内炎相关的因素有供体、高危病例和受体原发病,供体材料可能是术后发生眼内炎的微生物感染来源[107~110]。由于规范的眼库管理,我院尚未发生因供体材料所致感染。

第三节　角膜移植术后排斥反应

一、概述

无论是穿透性角膜移植(PK)、深板层角膜移植(DALK)还是角膜内皮移植(EK)手术,术后排斥反应仍是移植失败的首要原因[111~113]。虽然角膜移植是人体成功率最高的组织移植术,手术技术、供体材料处理以及预防和抗排斥反应药物的研发均有改进和提高,但到目前为止,我们仍未充分了解移植排斥的过程,尤其对于高危人群,排斥风险控制难度很大。角膜移植术后免疫排斥反应是导致角膜移植失败的主要原因,尤其是高危角膜移植患者,如严重感染、化学伤等,术后的免疫排斥发生率高达 60%~90%[9,114~118]。已知 PK 可以发生角膜上皮排斥、基质排斥和内皮排斥反应;DALK 避免了供体角膜内皮组织移植到宿主,减少了内皮型免疫排斥的风险[119],但基质型和上皮型免疫排斥反应仍有发生[119,120];EK 手术尽管降低了排斥反应发生率,但置换的角膜内皮仍是同种异体组织,所以临床中无论是哪一种术式(DSAEK、DSEK 和 DMEK),术后都会发生内皮型排斥反应而致移植失败(内皮细胞丢失)[121~123]。

二、排斥反应的特点、原因、预防和治疗

1. 角膜移植排斥反应的临床特点　眼红、异物感、视力下降、畏光、流泪,睫

状充血、房水闪辉,角膜上皮下浸润或呈线样混浊,角膜基质水肿、浸润坏死,角膜内皮早期线样混浊继之水肿,最终导致全角膜水肿混浊,角膜内皮细胞功能失代偿、角膜上皮大泡形成并大片剥脱,角膜植床深浅层新生血管形成并长入角膜移植片内,导致角膜移植片混浊(图 5-3-1~ 图 5-3-3)。

角膜移植排斥反应的危险因素:

①角膜移植受体年龄较轻:小于 40 岁,尤其儿童角膜移植排斥反应发生率较高[124,125]。

②角膜新生血管:尤其角膜基质超过两个象限新生血管形成,或受体角膜已血管化具有高风险,术后易使角膜移植片出现新生血管并携带大量免疫细胞,诱发排斥反应[126~128]。

③大直径角膜移植(>9mm 直径)或偏心角膜移植:角膜免疫细胞如朗格汉斯细胞等主要分布于角膜周边和角膜缘,由于供体和受体移植缘更接近角膜缘血管和免疫效应细胞,供体角膜内含有抗原提呈细胞,增加排斥反应风险。

④化学伤、热烧伤等:结膜囊表层破坏、干眼、大量新生血管形成、炎性细胞及免疫细胞增生、角膜缘干细胞破坏等均为高危因素。

⑤眼部感染和炎症反应:产生大量炎性细胞,并诱导宿主角膜免疫活性细胞产生与角膜移植排斥反应有关的抗原(MHC Ⅱ类抗原、细胞间黏附分子)表达增强[129,130],导致发生排斥反应。

⑥其他因素:青光眼、虹膜前粘连、术后预防排斥反应用药不良等。

2. 角膜移植排斥反应的原因分析　圆锥角膜是角膜移植最佳适应证,因角膜透明、无血管、无炎性反应,故属于屈光性角膜移植,术后绝大多数视力恢复良好。图 5-3-1 患者术后 7 年维持角膜移植片透明,而发生角膜内皮排斥反应考虑与饮酒有关,酒精可以导致血管扩张,角膜缘周围抗原提呈细胞增加并活跃。文献报道慢性吸烟能够降低角膜内皮细胞六角形百分数,有增加角膜中央厚度趋势;慢性饮酒可以显著减少角膜内皮细胞平均面积,有减低角膜中央厚度趋势;急性或慢性饮酒会改变血清中免疫球蛋白水平,影响淋巴细胞和自然杀伤细胞的数量和功能,酒精代谢产物可以通过改变蛋白内吞、细胞因子及趋化因子的表达,影响巨噬细胞的功能[131~133]。PK 手术置换的是角膜全层,抗原抗体反应直接攻击了角膜内皮,多种细胞因子介导下的 CD4+ 细胞引起的迟发型超敏反应和 CD8+ 细胞所致的细胞毒作用,对于移植片造成组织损伤,内皮细胞在排斥过程中受到严重破坏,最终导致不可逆性的植片水肿、混浊[134]。但由于及时抗排斥反应治疗,角膜内皮细胞功能未失代偿,治愈后角膜完全恢复透明,角膜内皮细胞数较未发生排斥反应的左眼略减少,但仍保持在正常范围内。作者经验提示:角膜移植术后饮酒是诱发排斥反应的重要因素,观察到许多患者大量饮酒后出现角膜排斥反应,所以应向患者宣教围手术期尽量少喝或不喝酒。

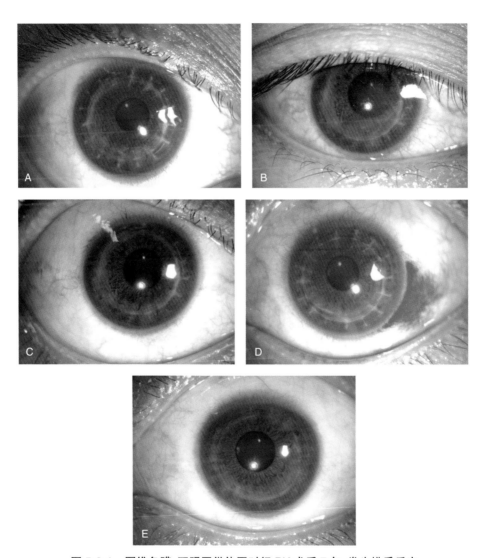

图 5-3-1 圆锥角膜,双眼同供体同时行 PK 术后 7 年,发生排斥反应

A. 右眼圆锥角膜 PK 术后 1.5 年,拆线后角膜透明;B. 右眼圆锥角膜 PK 术后 7 年,内下方角膜移植片水肿、基质混浊,隐约可见角膜内皮排斥线,此前曾连续饮酒;C. 经应用妥布霉素地塞米松眼膏、他克莫司滴眼液等治疗 20 天,角膜移植片恢复透明,视力 1.0,角膜内皮细胞数 1 879 个 /mm²;D. 左眼 PK 术后 1.5 年,角膜拆线后移植片透明;E. 左眼 PK 术后 7 年,角膜移植片透明,视力 0.8,角膜内皮细胞数 2 184 个 /mm²

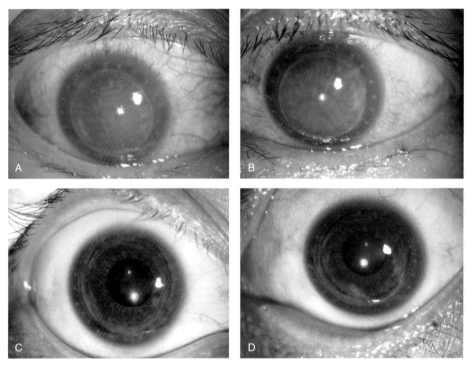

图 5-3-2　圆锥角膜双眼同供体 PK 术后 10 年,分娩时双眼角膜水肿发生排斥反应

A、B. 右眼、左眼因圆锥角膜行同供体 PK,术后 3 年停用所有免疫抑制剂,未发生排斥反应,术后 10 年角膜透明;正常分娩后第 1 天双眼视物不清,10 天未好转并加重,遂来院就诊;双眼睫状充血,角膜上皮完整,基质水肿,后弹力层皱褶,内皮混浊显示不清,眼压正常,眼后节 B 超检查正常,诊断为双眼角膜移植术后急性排斥反应;C、D. 双眼经局部应用醋酸泼尼松龙滴眼液、他克莫司滴眼液滴眼(产后 10 天,尚在哺乳,未全身用药),半个月后角膜恢复透明,至今已 2 年,视力:右眼 0.8,左眼 0.5

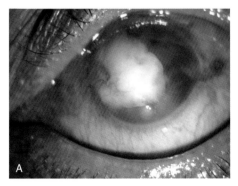
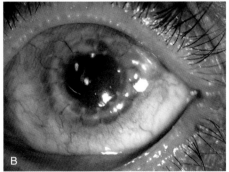

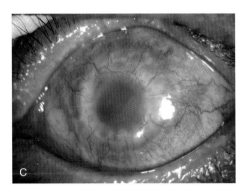

图 5-3-3　外伤后角膜白斑,PK+IOL 植入术,自行停药,角膜移植片混浊
A.眼部外伤形成粘连性角膜白斑;B.部分穿透性角膜移植术联合人工晶
状体植入术后 5 个月,角膜移植片透明;C.术后 6 个月起,自行间断应用他
克莫司 2 次/日滴眼,停用糖皮质激素类滴眼液长达 1 年,术后 1 年半时复
诊,角膜移植片水肿,周边大量新生血管形成,排斥反应导致角膜移植失败

　　虽然角膜组织无血管,被称为"免疫裸区",但周边角膜仍然存在朗格汉斯
细胞等免疫细胞。预防角膜移植术后排斥反应主要以局部滴眼为主,随着预防
排斥反应药物的开发和进展[111],角膜移植术后排斥反应发生率已明显降低。而
且一旦发生只要及时救治,大部分都会成功,角膜植片恢复透明,作者团队 10 余
年的经验是发生排斥反应 2 周左右都有希望抢救过来使角膜移植片恢复透明。
所有预防和治疗排斥反应的药物中激素是最有效和起效最快的药物[8,135~137],持
续用药、逐渐减量,需要坚持术后 2~3 年,根据病情可以停药。角膜移植术后排
斥反应与妊娠,尤其是分娩的关系尚不清楚,图 5-3-2 病例妊娠过程中未发生角
膜移植排斥反应,分娩后(正常产)出现排斥,可能与精神紧张、产程过程中机体
免疫系统活跃有关。
　　由于角膜移植术后排斥反应容易早期发生,术后需要大剂量用药,包括用药
频率和药物浓度,故现在早期发生急性排斥反应的病例并不多,但需要持续应用
免疫抑制剂和激素眼药。图 5-3-3 术后半年即自行停用激素,单纯应用他克莫
司并且不规律,发生排斥反应后,又没有及时就诊,导致角膜移植片水肿混浊,半
年后尽管用药挽救,角膜移植片由于内皮细胞功能失代偿无法恢复透明,因此角
膜移植围手术期应该是长期的,宣教、随诊非常重要!
　　尽管目前角膜移植手术根据角膜病变的部位不同已经可以精准到不同角膜
组织成分的移植,深板层角膜移植和角膜内皮移植较传统的穿透性角膜移植极大
程度降低了角膜移植排斥反应发生率,但角膜移植术后排斥反应仍可以随时发
生,术后 2 年内发生率较高,少数患者术后数年或数十年也可发生。随着预防排
斥反应的药物不断更新换代,对于角膜移植术后控制排斥反应的发生非常有效,

并且如果能早期诊断排斥反应并及时药物治疗,大部分角膜移植排斥反应均可以有效治疗,保持角膜移植片透明;对于严重的或未及时诊治的,尤其已经发生角膜内皮排斥反应使角膜内皮细胞损伤的患者,是角膜移植失败、植片最终混浊的重要因素。

还有一些非典型的角膜移植临床表现易与其他内眼手术术后反应相混淆,容易误诊。例如:术后以房水混浊为主的葡萄膜炎、眼内炎、TASS 综合征等,以角膜上皮、内皮病变为主的病毒性角膜炎等。

3. **角膜移植排斥反应的预防和治疗**　角膜移植排斥反应的发生主要通过宿主致敏和免疫攻击两个环节引起。供体植片抗原可通过房水进入受体血液,或通过角膜缘淋巴细胞,引起宿主致敏。免疫攻击主要包括细胞免疫和体液免疫,其中以细胞免疫为主。排斥反应的预防主要应注意术式选择、植床状态、受体原发病、受体及供体年龄等。防治排斥反应的药物主要包括:糖皮质激素药物、环孢素、他克莫司等,其他还包括 TFG-β、白介素 -1 受体拮抗剂、IL-2 毒素及雷公藤等[137~140]。

角膜移植术后预防排斥反应需要长期局部应用滴眼液,包括免疫抑制剂和激素,而非其他药物可以替代。长期应用低浓度激素药物治疗的安全性是肯定的,许多患者自行停药或在其他医生指导下停药导致发生排斥反应是担心激素的副作用,是因尚未了解角膜移植术后排斥反应的机制和治疗原则。角膜移植患者术后随诊是终身制的,一旦发生不适,及时诊治是角膜移植成功的保障。

药物治疗排斥反应无效时角膜移植片混浊,可以根据病情选择二次角膜移植手术,再次手术排斥反应发生率高于第一次手术[6,141],如果单纯行内皮移植术,可以相对减少角膜移植排斥反应发生率。如果有条件(术者和设备)角膜内皮移植术是最佳选择,术后角膜透明,内皮细胞完好(图 5-3-4)。

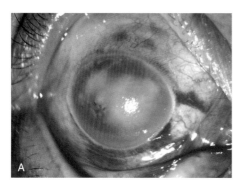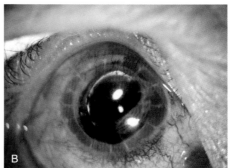

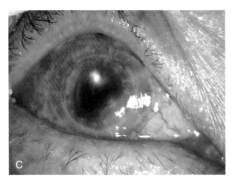
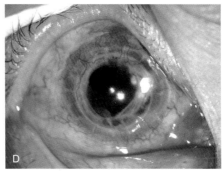

图 5-3-4 角膜白斑行 PK 术后 5 年发生排斥反应角膜内皮功能失代偿,行角膜内皮移植术
A. 角膜炎后角膜白斑;B. 行部分穿透性角膜移植术联合白内障摘除、人工晶状体植入术;
C. 术后 5 年,角膜移植排斥反应后角膜内皮细胞功能失代偿,角膜移植片水肿;D. 角膜内皮
移植术后 4 个月,角膜透明,角膜内皮细胞数 1 297 个 /mm²

　　虽然角膜移植手术难度大、围手术期治疗复杂、需关注供体和受体双向因素、术后并发症表现不一,但只要精准医疗,角膜移植手术仍是治疗角膜盲最终有效方法。患者不仅可以复明、达到外观美观的目的,同时也可以实现屈光性治疗,使术后视力恢复正常(图 5-3-5~ 图 5-3-7)。

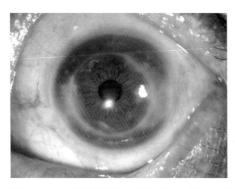

图 5-3-5 角膜溃疡 PK 术后 30 年,视力 0.6

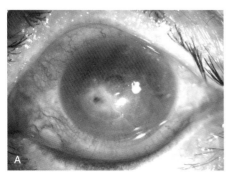
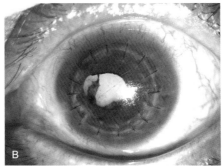

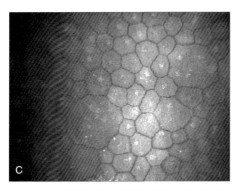
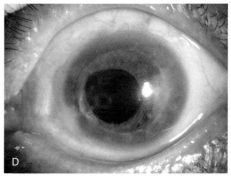

图 5-3-6　单纯疱疹病毒性角膜炎反复复发 3 年,角膜穿孔后仍然选择深板层角膜移植手术

A. HSK 穿孔部位位于中央偏下方,瞳孔区鼻下方,视轴区透明;B、C. DALK 术后 1 年后角膜透明,晶状体混浊,角膜共聚焦显微镜检查角膜内皮形态大部分正常;D. DALK 术后 9 年、白内障超声乳化 + IOL 植入术后 7 年,角膜透明,视力 0.8

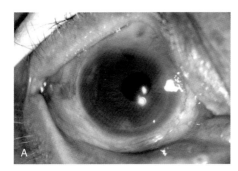
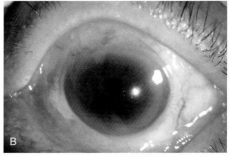

图 5-3-7　角膜内皮移植术后

A. 青光眼白内障术后角膜内皮失代偿,角膜内皮移植术后 5 年,视力 0.5;B. 白内障人工晶状体和青光眼术后角膜内皮失代偿,角膜内皮移植术后 8 年,视力 0.6

　　小结:角膜移植手术相对于其他眼部手术更复杂,涉及供受体双方,疾病病种更广泛(角膜病、白内障、青光眼、眼底病和斜视等),更易发生眼表病变,全面掌握眼病特点,长期的围手术期治疗非常关键!

参 考 文 献

[1] LAIBSON PR. Current concepts and techniques in corneal transplantation. Curr Opin Ophthalmol, 2002, 13 (4): 220-223.

[2] 陈蔚. 适宜中国国情的角膜移植技术的挑战和创新. 中华眼视光学与视觉科学杂志,

2012, 14 (8): 449-452.

［3］洪晶. 角膜内皮移植进展简介及其国内现状. 中华移植杂志 (电子版),2011, 05(1): 11-13.

［4］MELLES GR. Posterior lamellar keratoplasty: DLEK to DSEK to DMEK. Cornea, 2006, 25 (8): 879-881.

［5］PRICE MO, PRICE FW. Descemet's stripping endothelial keratoplasty. Curr Opin Ophthalmol, 2007, 18 (4): 290-294.

［6］林跃生, 孔丽萍. 穿透角膜移植术后免疫排斥反应高危因素分析. 中国实用眼科杂志,1998, 016 (010): 609-610.

［7］谷树严, 张瑞雪, 徐锦春. 拆线诱发角膜移植排斥反应四例报告. 眼科研究,1994, 12 (4): 18-19.

［8］接英, 潘志强. 穿透性角膜移植术后免疫抑制剂的合理应用. 眼科,2013, 022 (003): 145-146.

［9］史伟云, 谢立信. 重视角膜移植术后免疫排斥反应的防治. 中华眼科杂志,2006 (1): 3-5.

［10］李维纳, 杨玲玲, 谢立信. 核因子 κB 信号通路在糖尿病角膜病变发生和发展中的作用. 中华实验眼科杂志, 2020, 038 (003): 224-228.

［11］贺司宇, 刘素素, 张红敏, 等. 糖尿病小鼠的角膜创伤修复以及神经改变. 眼科新进展, 2014, 34 (3): 213-216.

［12］朱铖铖, 赵桂秋, 刘园园, 等. 糖尿病和非糖尿病真菌性角膜炎穿透角膜移植术治疗临床效果的对照研究. 中华实验眼科杂志, 2016, 34 (6): 522-526.

［13］施节亮, 冯一帆, 郁继国, 等. 深板层角膜移植术与穿透角膜移植术治疗圆锥角膜临床疗效的 Meta 分析. 中华实验眼科杂志, 2012, 30 (10): 926-931.

［14］胡丽芬. 口服复方新诺明致过敏性角膜溃疡一例. 眼科研究, 1998,01: 41.

［15］张文朋, 朱雪菲, 肖艳辉. 更昔洛韦注射剂治疗造血干细胞移植术后巨细胞病毒性视网膜炎. 中国老年学杂志, 2020, 40 (21): 4574-4577.

［16］吴洁, 朱秀萍, 程燕. 角膜共焦显微镜在感染性角膜溃疡治疗转归中的应用价值. 陕西省医学会眼科学术会议, 2011.

［17］靳雷, 崔建萍. 共焦显微镜在角膜溃疡病原学诊断中的临床应用. 国际眼科杂志, 2008, 008 (012): 2512-2513.

［18］范一丹, 黄颖, 王季芳. 角膜共焦显微镜先行检查定位提高角膜刮片检菌阳性检出率及患者舒适度的效果研究. 第四届上海国际护理大会, 2019.

［19］徐一, 楼永良, 郑美琴, 等. 眼部感染性疾病患者标本涂片检查结果分析. 临床检验杂志, 2016, v. 34 (02): 126-128.

［20］张晓曼, 马华荣, 邓懋清. 规范采集感染性眼病微生物标本的临床探讨. 基层医学论坛, 2019, 23 (24): 3524.

［21］眼科检验协助组. 感染性眼病细菌学检查操作专家共识 (2015 年). 中华眼视光学与视觉科学杂志, 2016, 18 (1): 1-4.

［22］李玉凤, 姚家琳, 周云硕. 那他霉素在眼科的应用. 中国实用眼科杂志, 2007, 25(6): 563-567.

［23］董晓光, 谢立信, 史伟云. 穿透性角膜移植治疗真菌性角膜溃疡的评价. 中华眼科杂志, 1999, 35 (5): 386.

［24］王月新, 王黛, 张阳阳, 等. 大直径穿透性角膜移植治疗真菌性角膜炎术后复发和免疫排斥反应规律. 中华眼视光学与视觉科学杂志, 2015, 17 (11): 685-689.

［25］潘玥吉. 角膜移植术后泪液中 NGF 含量的变化与上皮下神经修复的分析. 吉林大学, 2016.

［26］朱姝, 贾卉. 糖尿病角膜上皮和泪膜改变的研究进展. 眼科新进展, 2007, 27 (4): 318-320.

［27］余玲. 糖尿病角膜和泪膜改变的研究进展. 重庆医学, 2004 (03): 150-153.

［28］SHIH KC, LAM KS, TONG L. A systematic review on the impact of diabetes mellitus on the ocular surface. Nutr Diabetes, 2017, 7 (3): e251.

［29］张海琪. 活体共焦显微镜对 2 型糖尿病患者角膜神经的观察研究. 重庆: 重庆医科大学, 2018.

［30］MARKOULLI M, FLANAGAN J, TUMMANAPALLI SS, et al. The impact of diabetes on corneal nerve morphology and ocular surface integrity. Ocul Surf, 2018, 16 (1): 45-57.

［31］李霞, 朱莉. 药物源性角膜病变的临床分析. 中国实用眼科杂志, 2015, 33 (z1): 25-27.

［32］刘艳红, 王婷, 史伟云, 等. 药物源性角膜病变临床特征和治疗回顾分析. 中华实验眼科杂志, 2014, 32 (3): 246-250.

［33］曲明俐, 段豪云, 王瑶, 等. 三种常用非甾体类抗炎滴眼液对人角膜上皮细胞的毒性研究. 中华实验眼科杂志, 2015, 33 (7): 627-632.

［34］魏会宇, 赵少贞. 溴芬酸钠滴眼液对角膜上皮细胞的毒性研究及分析. 中国地方病防治杂志, 2016, 031 (008): 959-960.

［35］RIGAS B, HUANG W, HONKANEN R. NSAID-induced corneal melt: Clinical importance, pathogenesis, and risk mitigation. Surv Ophthalmol, 2020, 65 (1): 1-11.

［36］LEE JS, KIM YH, PARK YM. The toxicity of nonsteroidal anti-inflammatory eye drops against human corneal epithelial cells in vitro. J Korean Med Sci, 2015, 30 (12): 1856-1864.

［37］林清新. 配制滴眼剂的几个问题. 中国药学杂志, 1980, 15 (3): 20-22.

［38］周媛, 邹新蓉, 祝肇荣. 自体血清治疗持续性角膜上皮缺损的临床分析. 中华眼外伤职业眼病杂志, 2010, 32 (012): 888-890.

［39］VAJPAYEE RB, MUKERJI N, TANDON R, et al. Evaluation of umbilical cord serum therapy for persistent corneal epithelial defects. British Journal of Ophthalmology, 2003, 87: 1312-1316.

［40］TSUBOTA K, GOTO E, SHIMMURA S, et al. Treatment of persistent corneal epithelial defect by autologous serum application. Ophthalmology, 1999, 106 (10): 1984-1989.

［41］GEERLING G, MACLENNAN S, HARTWIG D. Autologous serum eye drops for ocular surface disorders. Br J Ophthalmol, 2004, 88 (11): 1467-1474.

［42］YOUNG AL, CHENG AC, NG HK, et al. The use of autologous serum tears in persistent corneal epithelial defects. Eye (Lond), 2004, 18 (6): 609-614.

［43］雷红, 祁成年. 中草药作为免疫增强剂的应用. 塔里木农垦大学学报, 1999 (03): 36-37.

［44］高晓明. 免疫增强剂是一把双刃剑. 现代健康人, 2004, 7 (003): 38.

［45］蒋胜杰, 金慰鄂, 黄小平. 滥用免疫增强剂, 有害无益. 自我保健, 2016 (4): 50.

［46］杨婴. 细胞因子与糖尿病视网膜病变微循环障碍. 眼科新进展, 1996, 16(3):185-187.

［47］李科军, 赵智华, 赵晓彬, 等. 脉络膜微循环障碍在糖尿病视网膜病变中的作用. 山东医药, 2016, 56 (014): 44-46.

［48］王小艺, 陈子林, 钟凯人, 等. 视网膜光凝治疗早期糖尿病性视网膜病变. 中华临床医师杂志 (电子版), 2011, 05 (013): 3950-3951.

［49］梁仲琪. 糖尿病视网膜病变全视网膜光凝前后的视网膜中央动、静脉多普勒超声血流变化. 石家庄 : 河北医科大学, 2003.

［50］MCMILLAN DE. The microcirculation in diabetes. Microcirc Endothelium Lymphatics, 1984, 1 (1): 3-24.

［51］朱奕睿, 陈蔚. 糖尿病相关干眼的研究进展. 中华眼视光学与视觉科学杂志,2014, 16 (009): 568-572.

［52］赵萌, 邹留河, 焦璇, 等. 糖尿病患者泪膜损伤的临床特征分析. 中华实验眼科杂志, 2011, 29 (011): 1019-1022.

［53］范围, 熊祥伟, 白莲, 等. DR 早期视网膜神经纤维层和角膜神经的变化及其相关性. 国际眼科杂志, 2017, 17 (4): 772-774.

［54］范围. 糖尿病角膜神经病变与视网膜病变的相关性研究. 重庆 : 第三军医大学, 2016.

［55］BIKBOVA G, OSHITARI T, BABA T, et al. Diabetic corneal neuropathy: clinical perspectives. Clin Ophthalmol, 2018, 12: 981-987.

［56］LJUBIMOV AV, SAGHIZADEH M. Progress in corneal wound healing. Prog Retin Eye Res, 2015, 49: 17-45.

［57］徐瓅, 张朝然. 热休克蛋白表达调控对角膜创伤修复作用的研究进展. 中国眼耳鼻喉科杂志, 2013, 013 (006): 392-395.

［58］DILLON EC, EAGLE RC JR, LAIBSON PR. Compensatory epithelial hyperplasia in human corneal disease. Ophthalmic Surg, 1992, 23 (11): 729-732.

［59］EAGLE RC JR, DILLON EC, LAIBSON PR. Compensatory epithelial hyperplasia in human corneal disease. Trans Am Ophthalmol Soc, 1992, 90: 265-273.

［60］THOMAS PA, KALIAMURTHY J. Mycotic keratitis: epidemiology, diagnosis and management. Clin Microbiol Infect, 2013, 19 (3): 210-220.

［61］IYER SA, TULI SS, WAGONER RC. Fungal keratitis: emerging trends and treatment outcomes. Eye Contact Lens, 2006, 32 (6): 267-271.

［62］ROGERS GM, GOINS KM, SUTPHIN JE, et al. Outcomes of treatment of fungal keratitis at the University of Iowa Hospitals and Clinics: a 10-year retrospective analysis. Cornea, 2013, 32 (8): 1131-1136.

［63］LAI J, PANDYA V, MCDONALD R, et al. Management of fusarium keratitis and its associated fungal iris nodule with intracameral voriconazole and amphotericin B. Clin Exp Optom, 2014, 97 (2): 181-183.

［64］SRINIVASAN M. Fungal keratitis. Curr Opin Ophthalmol, 2004, 15 (4): 321-327.

［65］BARUT SELVER O, EGRILMEZ S, PALAMAR M, et al. Therapeutic corneal transplant for fungal keratitis refractory to medical therapy. Exp Clin Transplant, 2015, 13 (4):355-359.

［66］CHANG HY, CHODOSH J. Diagnostic and therapeutic considerations in fungal keratitis. Int Ophthalmol Clin, 2011, 51 (4): 33-42.

［67］XIE L, SHI W, LIU Z, et al. Lamellar keratoplasty for the treatment of fungal keratitis. Cornea, 2002, 21 (1): 33-37.

［68］ALEXANDRAKIS G, HAIMOVICI R, MILLER D, et al. Corneal biopsy in the management of progressive microbial keratitis. Am J Ophthalmol, 2000, 129 (5): 571-576.

［69］XIE L, DONG X, SHI W. Treatment of fungal keratitis by penetrating keratoplasty. Br J Ophthalmol, 2001, 85 (9): 1070-1074.

［70］高富军. 穿透性角膜移植排斥反应危险因素分析. 国际眼科杂志, 2010, 10(3):533-534.

［71］谢立信, 史伟云. 三种感染性角膜溃疡穿透性角膜移植术后免疫排斥反应的比较. 眼科研究, 2000, 18 (3): 249-251.

［72］LIU Y, JIA H, SHI X, et al. Minimal trephination penetrating keratoplasty for severe fungal keratitis complicated with hypopyon. Canadian Journal of Ophthalmology, 2013, 48 (6): 529-534.

［73］PEPONIS V, HERZ JB, KAUFMAN HE. The role of corticosteroids in fungal keratitis: a different view. Br J Ophthalmol, 2004, 88 (9): 1227.

［74］PRAJNA NV, KRISHNAN T, MASCARENHAS J, et al. Predictors of outcome in fungal keratitis. Eye (Lond), 2012, 26 (9): 1226-1231.

［75］MARK J MANNIS. 角膜. 史伟云, 译. 北京: 人民卫生出版社, 2018: 975.

［76］李慧平, 赵靖, 史伟云, 等. 穿透性角膜移植术治疗真菌性角膜炎术后复发的治疗分析. 临床眼科杂志, 2009, 17 (1): 9-12.

［77］赵倩, 王婷, 史伟云, 等. 角膜移植术后复发性真菌性角膜炎的治疗及疗效分析. 中华实验眼科杂志, 2015, 33 (004): 338-341.

［78］COHEN EJ, LAIBSON PR, ARENTSEN JJ. Corneal transplantation for herpes simplex keratitis. Am J Ophthalmol, 1983, 95 (5): 645-650.

［79］FOSTER CS, DUNCAN J. Penetrating keratoplasty for herpes simplex keratitis. Am J Ophthalmol, 1981, 92 (3): 336-343.

［80］COBO LM, COSTER DJ, RICE NS, et al. Prognosis and management of corneal transplantation for herpetic keratitis. Arch Ophthalmol, 1980, 98 (10): 1755-1759.

［81］BEYER CF, ARENS MQ, HILL GA, et al. Oral acyclovir reduces the incidence of recurrent herpes simplex keratitis in rabbits after penetrating keratoplasty. Arch Ophthalmol, 1989, 107 (8): 1200-1205.

［82］MOYES AL, SUGAR A, MUSCH DC, et al. Antiviral therapy after penetrating keratoplasty for herpes simplex keratitis. Arch Ophthalmol, 1994, 112 (5): 601-607.

［83］ STERK CC, JAGER MJ, SWART-VD BERG M. Recurrent herpetic keratitis in penetrating keratoplasty. Doc Ophthalmol, 1995, 90 (1): 29-33.

［84］ PFISTER RR, RICHARDS JS, DOHLMAN CH. Recurrence of herpetic keratitis in corneal grafts. Am J Ophthalmol, 1972, 73 (2): 192-196.

［85］ BARNEY NP, FOSTER CS. A prospective randomized trial of oral acyclovir after penetrating keratoplasty for herpes simplex keratitis. Cornea, 1994, 13 (3): 232-236.

［86］ SKRIVER K. Reinnervation of the corneal graft. Acta Ophthalmol (Copenh),1978, 56 (6): 1013-1015.

［87］ 邴寒, 张继超, 李淼, 等. 药源性角膜病变 26 例临床分析. 中国校医, 2012 (04): 36-37.

［88］ 李炜炜, 孙旭光, 李然, 等. 药物源性角膜病变 30 例临床分析. 眼科, 2010 (2):119-121.

［89］ 吴静, 周秀成, 舒景. 阿昔洛韦注射液静脉滴注致急性肾功能损害 1 例. 中国药业, 2014, 000 (21): 119.

［90］ LOMHOLT JA, BAGGESEN K, EHLERS N. Recurrence and rejection rates following corneal transplantation for herpes simplex keratitis. Acta Ophthalmol Scand, 1995, 73 (1): 29-32.

［91］ FICKER LA, KIRKNESS CM, RICE NS, et al. The changing management and improved prognosis for corneal grafting in herpes simplex keratitis. Ophthalmology, 1989, 96 (11): 1587-1596.

［92］ 潘志强. 重视儿童角膜移植术的特殊性. 中华眼科杂志, 2008, 44 (2): 101-103.

［93］ 洪佳旭, 徐建江, 盛敏杰, 等.121 例儿童角膜移植手术的临床分析. 中华眼科杂志, 2007, 43 (4): 303-306.

［94］ 谢立信, 董晓光, 曹景, 等. 儿童穿透性角膜移植术. 中华眼科杂志, 1996, 1: 15-17.

［95］ 杨宇婧, 徐建江. 儿童穿透性角膜移植的预后评价. 国际眼科纵览, 2019, 43 (4): 223-227.

［96］ YANG LL, LAMBERT SR, DREWS-BOTSCH C, et al. Long-term visual outcome of penetrating keratoplasty in infants and children with Peters anomaly. J AAPOS, 2009, 13 (2): 175-180.

［97］ HUBEL DH. Exploration of the primary visual cortex, 1955-78. Nature, 1982, 299 (5883): 515-524.

［98］ AL-GHAMDI A, AL-RAJHI A, WAGONER MD. Primary pediatric keratoplasty: indications, graft survival, and visual outcome. J AAPOS, 2007, 11 (1): 41-47.

［99］ DANA MR, MOYES AL, GOMES JA, et al. The indications for and outcome in pediatric keratoplasty. A multicenter study. Ophthalmology, 1995, 102 (8): 1129-1138.

［100］ DALE NJ, TADIĆ V, SONKSEN P. Social communicative variation in 1-3-year-olds with severe visual impairment. Child Care Health Dev, 2014, 40 (2): 158-164.

［101］ SONKSEN PM, DALE N. Visual impairment in infancy: impact on neurodevelopmental and neurobiological processes. Dev Med Child Neurol, 2002, 44 (11): 782-791.

［102］ DALE N, SONKSEN P. Developmental outcome, including setback, in young children with severe visual impairment. Dev Med Child Neurol, 2002, 44 (9): 613-622.

［103］ SONKSEN PM. Summary of lecture given to the Faculty of Community Health, Annual General Meeting on 20th October 1998 by Patricia M Sonksen. Severely visually impaired children: neurodevelopmental concerns. Public Health, 1999, 113 (1): 45-46.

［104］ CASS HD, SONKSEN PM, MCCONACHIE HR. Developmental setback in severe visual impairment. Arch Dis Child, 1994, 70 (3): 192-196.

［105］ STULTING RD, SUMERS KD, CAVANAGH HD, et al. Penetrating keratoplasty in children. Ophthalmology, 1984, 91 (10): 1222-1230.

［106］ SHEELADEVI S, LAWRENSON JG, FIELDER A, et al. Delay in presentation to hospital for childhood cataract surgery in India. Eye (Lond), 2018, 32 (12): 1811-1818.

［107］ LEVEILLE AS, MCMULLAN FD, CAVANAGH HD. Endophthalmitis following penetrating keratoplasty. Ophthalmology, 1983, 90 (1): 38-39.

［108］ KLOESS PM, STULTING RD, WARING GO 3RD, et al. Bacterial and fungal endophthalmitis after penetrating keratoplasty. Am J Ophthalmol, 1993, 115 (3): 309-316.

［109］ CHEN JY, JONES MN, SRINIVASAN S, et al; NHSBT ocular tissue advisory group and contributing ophthalmologists (otag audit study 18). Endophthalmitis after penetrating keratoplasty. Ophthalmology, 2015, 122 (1): 25-30.

［110］ BORKAR DS, WIBBELSMAN TD, BUCH PM, et al. Endophthalmitis rates and clinical outcomes following penetrating and endothelial keratoplasty. Am J Ophthalmol, 2019, 205: 82-90.

［111］ 董莹, 黄一飞. 免疫抑制药物防治角膜移植排斥反应的研究进展. 中国实用眼科杂志, 2004, 22 (2): 81-85.

［112］ 刘祖国, 邹文进. 角膜移植排斥反应的发生机制及治疗. 中国眼耳鼻喉科杂志, 2006, 6 (5): 277-280.

［113］ 潘志强. 免疫耐受对角膜移植片长期存活的价值. 眼科, 2007, 16 (3): 150.

［114］ 王丽超, 周伟. 高危角膜移植排斥反应的预防和治疗进展. 国际眼科杂志, 2014, 14 (8): 1413-1416.

［115］ 李兰, 李云川, 曹倩. 角膜移植术后排斥反应的防治探讨. 国际眼科杂志, 2011 (12): 2206-2207.

［116］ 谢立信, 史伟云, 董晓光, 等. 高危角膜移植术后免疫排斥反应规律的临床研究. 中华实验眼科杂志, 2000, 18 (5): 439-441.

［117］ WILSON SE, KAUFMAN HE. Graft failure after penetrating keratoplasty. Surv Ophthalmol, 1990, 34 (5): 325-356.

［118］ BARRAQUER RI, PAREJA-ARICÒ L, GÓMEZ-BENLLOCH A, et al. Risk factors for graft failure after penetrating keratoplasty. Medicine (Baltimore), 2019, 98 (17): e15274.

［119］ REINHART WJ, MUSCH DC, JACOBS DS, et al. Deep anterior lamellar keratoplasty as an alternative to penetrating keratoplasty a report by the american academy of ophthalmology. Ophthalmology, 2011, 118 (1): 209-218.

［120］ WATSON SL, TUFT SJ, DART JK. Patterns of rejection after deep lamellar keratoplasty. Ophthalmology, 2006, 113 (4): 556-560.

［121］ LEE WB, JACOBS DS, MUSCH DC, et al. Descemet's stripping endothelial kera-toplasty: safety and outcomes: a report by the American Academy of Ophthal-mology. Ophthalmology, 2009, 116 (9): 1818-1830.

［122］ LI JY, TERRY MA, GOSHE J, et al. Graft rejection after Descemet's stripping auto-mated endothelial keratoplasty: graft survival and endothelial cell loss. Ophthal-mology, 2012, 119 (1): 90-94.

［123］ LASS JH, SUGAR A, BENETZ BA, et al; Cornea donor study investigator group. Endo-thelial cell density to predict endothelial graft failure after penetrating keratoplasty. Arch Ophthalmol, 2010, 128 (1): 63-69.

［124］ BOISJOLY HM, BERNARD PM, DUBÉ I, et al. Effect of factors unrelated to tissue matching on corneal transplant endothelial rejection. Am J Ophthalmol, 1989, 107 (6): 647-654.

［125］ MAGUIRE MG, STARK WJ, GOTTSCH JD, et al. Risk factors for corneal graft failure and rejection in the collaborative corneal transplantation studies. Collaborative corneal transplantation studies research group. Ophthalmology, 1994, 101 (9): 1536-1547.

［126］ 王群, 黄一飞. 角膜新生血管与角膜移植排斥反应的关系的研究进展. 中华微生物学和免疫学杂志, 2014, 000 (5): 406-410.

［127］ ALLDREDGE OC, KRACHMER JH. Clinical types of corneal transplant rejection. Their manifestations, frequency, preoperative correlates, and treatment. Arch Ophthalmol, 1981, 99 (4): 599-604.

［128］ POLACK FM. Scanning electron microscopy of corneal graft rejection: epithelial rejec-tion, endothelial rejection, and formation of posterior graft membranes. Invest Ophthalmol, 1972, 11 (1): 1-14.

［129］ WILLIAMS KA, RODER D, ESTERMAN A, et al. Factors predictive of corneal graft survival. Report from the Australian Corneal Graft Registry. Ophthal-mology, 1992, 99 (3): 403-414.

［130］ ELNER VM, ELNER SG, PAVILACK MA, et al. Intercellular adhesion molecule-1 in human corneal endothelium. Modulation and function. Am J Pathol, 1991, 138 (3): 525-536.

［131］ 张睿, 李北晗, 郑景华. 吸烟和饮酒对角膜内皮细胞及角膜厚度的影响. 新医学, 2016, 47 (4): 269-272.

［132］ SATI A, MOULICK P, SHANKAR S, et al. Corneal endothelial alterations in alcohol dependence syndrome. Br J Ophthalmol, 2018, 102 (10): 1443-1447.

［133］ LAU AH, SZABO G, THOMSON AW. Antigen-presenting cells under the influence of alcohol. Trends Immunol, 2009, 30 (1): 13-22.

［134］ 吕岚, 张华, 王兴翠, 等. 角膜移植免疫排斥反应的免疫病理学研究. 中华实用眼科, 2006, 24 (12): 1256-1258.

［135］ THE COLLABORATIVE CORNEAL TRANSPLANTATION STUDIES (CCTS). Effective-ness of histocompatibility matching in high-risk corneal transplantation. The collaborative corneal transplantation studies research group. Arch Ophthalmol, 1992, 110 (10):1392-1403.

［136］王斌, 洪朝阳. 大剂量甲强龙治疗重症角膜移植排斥反应 1 例. 浙江实用医学, 2005, 010 (006): 434-435.

［137］李琦, 席兴华. 角膜移植免疫排斥反应防治的研究进展. 国际眼科杂志,2006, 6(5): 1126-1129.

［138］李鸿, 赵敏. 角膜移植免疫排斥反应预防及治疗进展. 重庆医学,2003, 32 (7): 930-932.

［139］牛晓光, 史伟云, 谢立信. 角膜移植术后免疫排斥反应的防治进展. 中国实用眼科杂志, 2003.

［140］陈家祺, 刘永民, 袁进, 等. 全角膜移植术后移植排斥反应及继发性青光眼的防治研究. 器官移植, 2010, 1 (6): 356-362.

［141］魏安基. 二次穿透性角膜移植术后的临床结果及角膜各项指标的观察. 上海: 复旦大学, 2013.

第六章
美容整形手术相关性角结膜病变

随着社会的进步、生活水平的提高、追求完美的生活质量以及一些眼病导致眼部异常,对于眼部的整形需求越来越多,近些年从事整形美容的医生和对于此类手术需求的患者数量急剧增加。眼部整形术美化了眼睛、治愈了眼病,但同时也出现了许多眼表并发症。

眼部整形术,是指包括上下眼睑、眼眉等部位的美容整形手术。

眼睛,在整个颜面部整形手术学科中占有重要地位,对人的容貌起到点睛作用。针对眼部整形,各年龄段求医者均有其各自不同的诉求,如儿童的先天性上睑下垂、斜视、小睑裂、眼睑缺损及各种先天畸形;成年人的双重睑成形术、眼袋切除、祛皱、斜视矫正术、上睑下垂矫正术、眼窝再造术、义眼安装术,以及各种外伤畸形及肿瘤摘除术后的眼部整形术。近些年又出现"微整形",即在眼周、额面部注射药物使肌肉麻痹、隆起等,起到平复皮肤皱纹的作用。

临床上对于眼部疾病、畸形等进行整形的治疗归属于眼眶疾病、斜视等眼专科医生范畴内。更多涌现出来的是美容整形手术,手术范围多是在原无病变的眼睛周围切除松弛的皮肤、去除脂肪、单眼皮变成双眼皮或原有双眼皮进一步修改加大加深,或是在内外眦角切开再塑形(开眼角)。所有这些手术除了切除部分眼睑皮肤外,常伴随切除眼睑轮匝肌或眼睑眶部脂肪,最终达到眼睛变大的目的。微整形通过在眼周局部或面部注射肉毒毒素或玻尿酸从而达到祛皱、美容等目的。前者可以阻断神经与肌肉间的神经冲动,使过度收缩的小肌肉放松,进而达到除皱的效果;或者是利用其可以暂时麻痹肌肉的特性,使肌肉因失去功能而萎缩,来达到雕塑线条的目的,也就是通常所说的祛皱和瘦脸。后者,即注射用大分子玻尿酸,是人工制造形成的胶状结晶产品,以填充物的方式注入皱纹部位或拟丰润部位,可立即达到除皱、塑形的微整形效果。

以上可以看出:无论是微整形还是手术整形都是改变了原有眼睑组织结构,同时也改变了眼睑的正常功能,如果改变的程度没有掌握好而失衡,就会发生眼表的损伤出现角结膜并发症[1-6]。结合以下病例进行介绍和分析。

第一节　干眼、角膜干燥斑

一、概述

无论眼部单纯重睑术或祛眼袋手术术后,或者是微整形注射后,都可以导致眼睑的正常生理功能和运动发生改变,包括正常生理性瞬目、应激性眨眼、表情肌的运用等发生异常、减少、迟钝和呆滞。随之产生泪膜的分泌、动力学分布、在结膜囊内的存留等异常以及眼表的病理性改变。

二、干眼、角膜干燥斑的特点、原因、预防和治疗

1. **干眼、角膜干燥斑的临床特点**　眼部不适感,眼干涩疲劳,或伴有不同程度眼红、视物模糊。眼科检查时可见眼睑位置改变、隐性眼睑闭合不全、泪膜异常(泪河形成欠佳、泪膜破裂时间短、荧光素染色着色),眼表面暴露过多、角膜上皮散在干燥斑即点状或小片状灰白色混浊、无浸润。误认为感染而频繁滴抗生素眼药水,可能导致治疗无效或病变加重(图 6-1-1~ 图 6-1-4)。

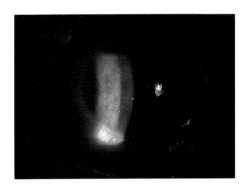

图 6-1-1　35 岁女性,重睑术后眼红异物感 1 个月,角膜上皮弥漫性点状灰白色混浊,混浊点周围无浸润

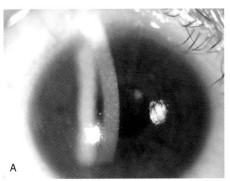

A

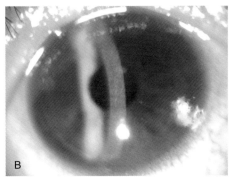

B

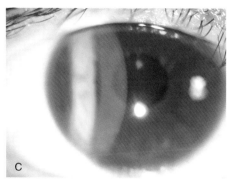
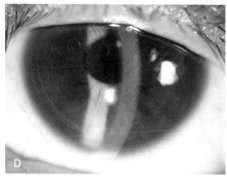

图 6-1-2　21 岁女性,重睑术后 1 年,反复视物模糊,晨起较重

A、B. 右眼、左眼弥漫性角膜上皮干燥斑,角膜上皮点状小片状混浊,无浸润、无溃疡;C、D. 应用人工泪液、抗生素眼膏、加强瞬目 13 天后角膜明显好转

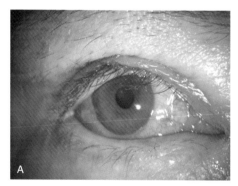
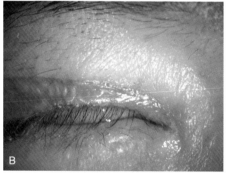
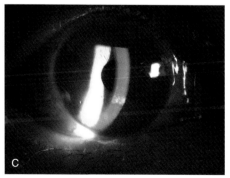

图 6-1-3　56 岁女性,上下眼袋切除术后 1 个月,眼红异物感、视物不清 10 天

A. 第一眼位时重睑形成良好,下睑颞侧睑缘外翻,结膜充血;B. 闭眼时睑裂闭合不全;C. 角膜上皮干燥灰白色混浊,无浸润

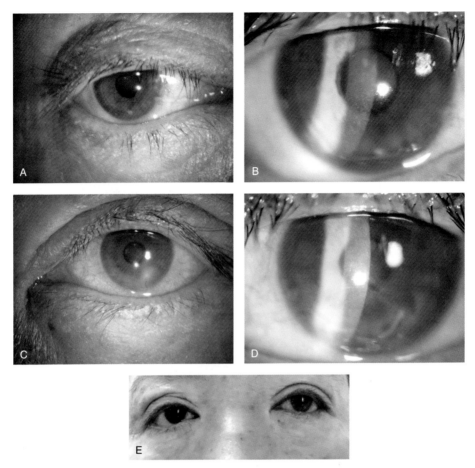

图 6-1-4　48 岁女性,眼部整形术后 2 年,反复眼干涩、视物模糊、眼红 1 年余;激素脸
A、B. 右眼重睑术后间断反复眼红、干涩、视物不清;4:00 位角膜边缘浸润、新生血管形成,裂隙灯光带下角膜上皮弥漫性干燥混浊点和混浊斑;C、D. 左眼症状同右眼,睫状充血较右眼重,下方角膜边缘浸润和新生血管形成(睑缘炎相关角结膜炎),角膜上皮弥漫性干燥混浊;E. 患者双眼重睑明显,上睑皮肤轻度水肿,下眼睑平坦,睑缘处变薄变形,正常睑缘部应显示丰满的睑部轮匝肌,但该患者缺如并且右眼轻度下睑缘后退,面部皮肤色红、毛囊口阻塞、粉刺形成,因长期应用带有激素的美容化妆品导致激素脸,即激素性痤疮

2. **干眼、角膜干燥斑的原因分析**　单纯重睑手术后,虽然患者多为年轻人,仍然出现泪膜异常导致角膜上皮干燥,由于眼睑的改变,睑板腺分泌脂质功能下降,术后早期瞬目功能减弱,睑裂开大、泪液蒸发过强,尤其没有及时进行干预,角膜上皮层出现病变。

图 6-1-1,图 6-1-2,2 个病例重点提示:通过角膜干燥斑和角膜浸润的临床体征,对二者进行鉴别诊断。因为是泪膜和结角膜上皮干燥而并非感染,所以患

者眼刺激症状较轻或无任何不适症状,细小点状的混浊病变边界清晰,仅限于角膜上皮层。若误将干燥斑诊断为角膜炎,大量应用抗生素滴眼液,可能会进一步损伤泪膜,加重干眼。

眼部整形美容最多的是重睑、祛眼袋手术,目的是使眼裂开大,变成美丽的大眼睛,也是各年龄段都喜欢接受的手术。微整形将药物注射在眼周围,使眼睑皮纹平复,轮匝肌功能减弱。重睑手术是人为在睑板上缘形成瘢痕,下眼睑手术通过切除皮肤和肌肉,达到减少皱褶的目的,如果一味追求"大眼睛",可能导致皮肤和轮匝肌切除过多,均可改变原有眼睑的形状及功能(见图6-1-3,图6-1-4)。眼睑瞬目减少或不全瞬目、眼表暴露过多、术后睑缘瘢痕形成和重塑、眼睑闭合不全,影响眼轮匝肌的收缩功能导致睑板腺分泌异常、泪液蒸发过多、脂质泪液分泌减少,结果泪膜异常,角膜上皮无泪液润滑,出现干燥,病情进展出现上皮细胞的丢失,角膜出现点状、小片状混浊。无论患者年龄大小,术前术后没有关注泪膜的变化,更没有应用人工泪液等药物干预治疗,直到出现明显症状和体征时方才请眼科医生诊治,是病变发生的重要原因。

激素脸(facial corticosteroid addictive dermatitis)是药物性痤疮的一种,因为间断或者是长时间的滥用激素药膏或含有激素的美容化妆品,引起激素的毒副作用所造成的一种严重面部皮肤病[7,8]。与普通的皮肤痤疮或过敏不同,长期应用糖皮质激素不仅严重地破坏了皮肤的正常生理结构和功能,还对患者的整个身体健康造成了影响,对眼睑皮肤的损伤、睑缘的分泌腺和眼表都造成病理性破坏。又由于激素的依赖性[9,10],停用激素后皮肤病变会加重,致使患者明知危害却不敢停药,周而复始、恶性循环,病情逐渐加重,给治疗带来了很大的困扰。因此也称为面部激素依赖性皮炎、激素依赖性皮炎。图6-1-4病例显示眼睑皮肤与面部皮肤一致,充血、肿胀、干燥。此类患者极易患有MGD,即睑板腺功能障碍,并发角结膜炎症,严重干眼[11~13]。

3. 干眼、角膜干燥斑的预防和治疗　由于这一群患者美容整形手术对眼睑的生理结构和功能破坏有限,此时病变较轻,有效瞬目或应用人工泪液,角膜上皮得到滋润后很快恢复。因为不是感染性疾病,故应用人工泪液和眼膏提高眼表湿润度,上皮即可很快修复,角膜恢复透明。了解到这些并发症,术后常规应用人工泪液可以预防眼表干燥。术后早期睡前可以应用眼膏涂到结膜囊中起到保湿作用。

与细菌性角膜炎的鉴别:角膜炎是微生物感染了角膜上皮层,因为是炎症反应,患者有明显的炎症特点即红、肿、热、痛。病灶以浸润为主,即"湿性混浊",患者眼异物感、眼痛症状明显,治疗原则以应用大量广谱抗生素滴眼液为主,早期无须应用人工泪液,会影响抗生素的药效,甚至加重感染。图6-1-4的A、C,是由于长期睑缘功能异常,即睑板腺功能障碍导致结角膜非感染性炎症反应,需要应用抗生素和低浓度激素治疗。所以,尽管是眼睑的手术,仍需注意眼表的围手术期的治疗,术后眼部抗炎以抗生素眼膏、人工泪液治疗为主,联合低浓度激素滴眼液,同时增加主动自主瞬目运动多可治愈。合并面部激素依赖性皮炎请皮肤科会诊,逐渐停用激素。

第二节　眼睑畸形、睑部轮匝肌功能障碍

一、概述

随着生活水平的提高和现代医学技术的进步,越来越多的人们为了"提升自己"追求高质量的生活而进行美容整形手术,眼部整形美容包括:微整形,即眼周局部注射肉毒毒素、玻尿酸等;眼睑的按摩、假睫毛等;眼部的整形手术如重睑术、祛眼袋、提眉、开眼角等。不恰当的眼部整形治疗,甚至在尚不清楚眼睑解剖生理功能的情况下,一味追求"眼睛变大、眼部无皱褶等"而损伤了正常的解剖结构、眼睑失去了正常的生理功能,导致眼表包括眼睑、睑缘、睑裂、泪膜、结膜、角膜等发生一系列病变。临床上美容整形导致眼睑异常最常见于眼轮匝肌中的睑部轮匝肌的损伤或缺损。

眼轮匝肌(orbicularis muscle)是面部表情肌之一,由面神经支配,司眼睑闭合。包括①睑部轮匝肌,是眼轮匝肌的主要部分,按不同位置又分为睑板前和眶隔前两部分,生理功能为收缩时闭睑,是不随意肌。②眶部轮匝肌,生理功能为闭睑,是随意肌。③泪囊部 Horner 肌,在睑板鼻侧使眼睑与眼球表面紧贴,并位于泪小管周围吸收泪液。④ Riolan 肌,是眼轮匝肌的睑缘部分,鼻侧与 Horner 肌相连,颞侧位于睑板腺前后面,收缩时睑板压向眼球,促使腺体分泌排出。眼轮匝肌结构完整、生理功能正常是眼睑、睑裂形态、瞬目、泪液分泌等维持眼表功能的基本保证。

东方人与西方人眼眶的发育不同[14~15],东方人的眼轮匝肌在睑缘处略突出(睑部轮匝肌肥厚),由于不清楚眼袋与轮匝肌肥厚的区别被当作眼袋切除[16~20],导致轮匝肌,尤其睑板前轮匝肌切除过多,出现眼轮匝肌功能障碍或功能不全,甚至功能丧失,同时出现眼表并发症。医源性睑部轮匝肌缺损常见于眼睑外伤缝合术后和"祛眼袋"手术。

为了减少皮肤皱纹,切除过多的眼睑皮肤和肌肉,影响眼睑睑裂的形态和功能,导致腺体分泌异常、泪膜异常以及角结膜病变,严重者导致角膜溃疡,影响视力。这些与美容整形相关的眼表并发症越来越受到眼科医生的重视。

二、眼睑畸形、睑部轮匝肌功能障碍的特点、原因、预防和治疗

1. 眼睑畸形、睑部轮匝肌功能障碍的临床特点　眼部美容整形术后若干

时间不等,"大眼睛",睁开眼睛时第一眼位比较满意,但向其他眼位注视或闭眼时睑裂闭合不全。伴有干眼、视物模糊、视疲劳等症状。多次就诊,诊断为"干眼",但常常治疗效果欠佳。随着不舒适感时间延长,患者甚至伴有眼痛、头痛,精神不振或抑郁症(图6-2-1~图6-2-4)。

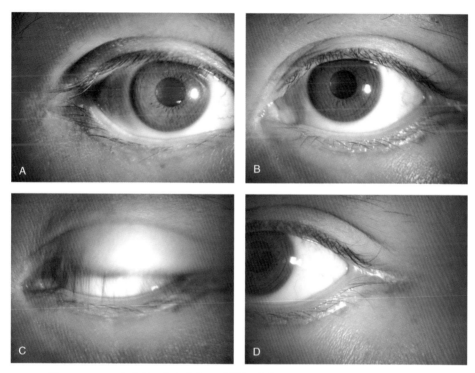

图 6-2-1　32 岁女性,重睑术和下眼袋切除术后 20 天,眼干涩、眼痛、疲劳感
A、B.第一眼位平视前方时下睑缘后退,暴露下方角膜缘和球结膜;C.瞬目时眼睑未完全闭合,即不完全瞬目;D.外眦角变钝,下睑缘未与眼表密切贴附,向外张开

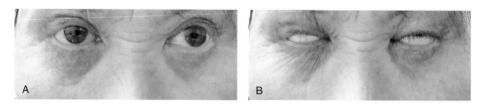

图 6-2-2　眼部整形:重睑+祛眼袋术后 10 余年,眼干涩、眼痛,眼部其他检查正常,抗干眼治疗效果欠佳
A.平视前方重睑形成良好,下眼睑平复,未见睑缘部隆起的轮匝肌;B.闭眼时睑裂闭合不全,下方球结膜暴露,可见眶部轮匝肌收缩的皮肤条纹,无睑部轮匝肌收缩

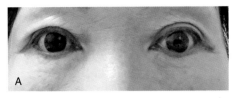
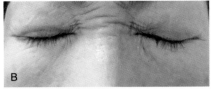

图 6-2-3　重睑 + 祛眼袋手术 4 年，大眼睛

A. 下眼睑平坦，未见睑部轮匝肌部皮肤隆起，睑缘向下凹陷；B. 眼睑闭合时，为使睑裂闭合严密，靠上下眶部轮匝肌收缩（此收缩肌肉为自主随意肌）

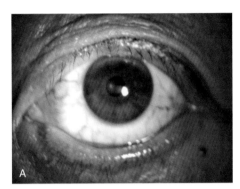
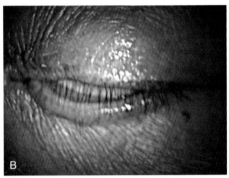

图 6-2-4　祛眼袋美容整形术后下睑缘肥厚外翻，睑裂闭合不全（自主闭眼时，靠眶部轮匝肌收缩也不能使睑裂完全闭合），眼睑和睑缘严重畸形

　　2. **眼睑畸形、睑部轮匝肌功能障碍的原因分析**　对于"美容"的理念认识不足，对于眼眶、眼睑的解剖结构不清晰，误认为"无皱纹"即年轻漂亮，忽略了生动的表情肌在美容和生理功能上的作用。眼轮匝肌在保护眼球、建立完善的视功能方面具有重要作用。以上病例均是将眼轮匝肌中的睑部轮匝肌完全切除或切除过多，眼睑皮肤与睑板粘连，使眼球失去了肌肉垫的灵活保护，代之僵硬的眼周皮肤。由于眼睑睑部轮匝肌是不随意肌，正常生理活动不受意识影响，保障我们自然瞬目（不经意眨眼睛），即自然收缩，而不是想到要闭眼时再收缩。切除后眼睑自然闭合功能减弱或消失，需要闭合严密时需要眶部轮匝肌收缩，而这是一组随意肌，靠有意识地支配运动来影响眼表的正常结构和生理功能，即想到闭眼时才收缩，无意识眨眼时并不收缩，导致自然瞬目时睑裂不能完全闭合。随着美容整形低龄化，青少年眼眶眼睑等尚未发育成熟，不会出现所谓的"眼袋"，多是将"肥厚的"睑部轮匝肌（东方人的特点）作为眼袋切除，导致眼表并发症低龄化。

　　眼轮匝肌功能障碍或缺损与泪膜的关系：

　　①眼睑瞬目功能减弱、不到位，隐性睑闭合不全——泪膜蒸发过强。

　　②睑缘与眼球位置偏离、外翻，瞬目时无法平铺泪膜——泪膜表面不均匀，流体动力学异常。

③睑缘部轮匝肌肌肉收缩减弱,不能促进睑板腺分泌,脂质泪液分泌减少——泪膜质量下降。

结果造成:眼睛大了—褶没了—眼干了—"白眼珠"暴露多了—"黑眼珠"白了!

提示:眼轮匝肌的损伤会导致严重干眼和角膜病变,亟须提升医患对眼轮匝肌中各部位轮匝肌功能的重视。尤其眼整形医生需要认真掌握眼睑、眼眶和眼表的解剖生理,牢记:"美丽"应建立在正常的生理功能基础上!

3. 眼睑畸形、睑部轮匝肌功能障碍的预防和治疗　重在预防。术前结合患者的年龄、眼睑和眼眶的特点设计手术,根据需求进行微整形,树立正确的审美观念。首次手术效果不理想时不要急于二次手术,需要等眼睑组织肿胀、瘢痕吸收稳定后再行整复手术[21,22],否则越切瘢痕越重!

①人工泪液:需要长期、安全有效的人工泪液药物滴眼,帮助建立正常或接近正常的泪膜,由于此类患者睡眠后和晨起时眼干涩症状和体征严重[23~26],建议晨起睁开眼睛时立即滴入人工泪液,效果更好。

②适当应用抗生素眼膏,必要时抗生素和激素合剂眼膏涂眼效果好于滴眼液,此时应用眼膏不是以抗菌为目标,而是利用眼膏润滑眼表,在结膜囊中存留时间较长,辅助减少泪液的蒸发[23,26]。

③眼睑自主运动,由于不随意肌(睑部轮匝肌)缺如,眼睑闭合不全,经常锻炼有意识的闭睑、眨眼睛,增加眶部轮匝肌的随意运动,促进完全睑裂闭合[27~30],使泪膜有效平铺于眼表。

④手术治疗:严重的眼睑、睑裂畸形会导致严重的眼表病变,可以再手术进行眼睑修复[31,32],微整形患者停止注射"美容针",同时应用神经营养剂、改善微循环的药物辅助治疗[33]。

第三节　角膜损伤、感染

一、概述

角膜损伤常见于不规范美容医疗行为,如注射"美容针"、卷睫毛、粘接假睫毛等,美容手术则是目前门诊眼表损伤就诊患者中常见的病因。

粘接假睫毛时应用一种胶水将假睫毛粘接到上睑缘睫毛根部,期望美化眼睛、增大眼睛轮廓而达到楚楚动人的效果,并用以制造各种夸张的舞台效果。胶水的成分为丙烯树脂、水等,其副作用和并发症常见于过敏、感染、秃睫等。假睫毛的刺激会引起眼睛流泪、异物感,粘胶剂可引起睫毛根部毛囊炎、睑板腺阻塞,干眼加重,严重者如果胶水滴入结膜囊中可以导致结角膜化学伤和角膜炎,严重影响视力。长期反复粘接种植假睫毛破坏了自身睫毛毛囊,加之假睫毛的重力影响结膜毛囊根部,久而久之自体毛囊的睫毛不再生而形成秃睫。

重睑手术后出现最多的眼表并发症是缝线导致的结角膜损伤、角膜炎甚至角膜溃疡。手术不规范、缝线不合规等,早期出现眼红、分泌物多、异物感等,易误诊为过敏性结膜炎、细菌性结膜炎等,后期发展为角膜炎和角膜溃疡、巩膜炎等。

二、角膜损伤、感染的特点、原因、预防和治疗

1. 角膜损伤、感染的临床特点　在眼部进行美容整形操作后出现眼红、畏光流泪、眼痛、视物模糊,眼部睫状充血、眼睑皮肤和结膜充血水肿,严重者角膜变白,形成角膜溃疡。多数自行应用药物治疗无好转或加重(图 6-3-1~图 6-3-8)。

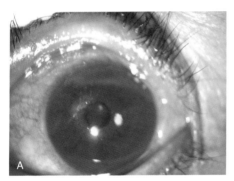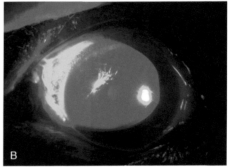

图 6-3-1　42 岁女性,重睑和祛眼袋手术后半年经常眼红、干涩、不适感并滴用药物治疗,注射"美容针"后症状加重并伴有视力下降 2 周
A. 角膜中央及偏上方上皮混浊水肿浸润,曾经诊断 HSK 但用药治疗无效,检查上睑结膜无重睑缝线裸露;B. 荧光素染色后可见角膜呈假树枝状荧光染色

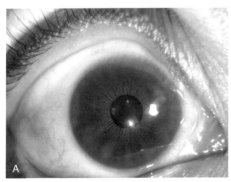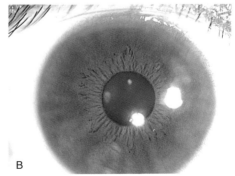

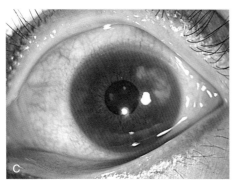
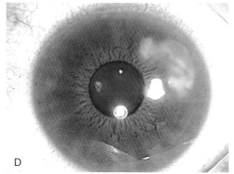

图 6-3-2 39 岁女性,发现双眼"黑眼珠变白"1 周,无明显眼刺激症状,双眼角膜睫毛器烫伤
A、B. 右眼,结膜无明显充血,鼻上方近周边角膜片状近似陈旧性混浊,无浸润,无溃疡,无新生血管;C、D. 左眼,结膜轻度充血,角膜颞上方周边部大片状白色混浊,边界清晰,同样无浸润溃疡和新生血管;追问病史:重睑和祛眼袋手术 3 年,自行购买睫毛器烫睫毛 2 年,患者为右利手

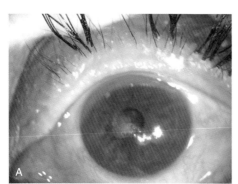
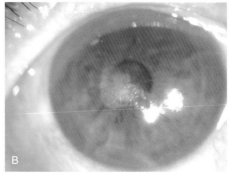

图 6-3-3 58 岁女性,长期眼干涩、经常眼红,反复接种假睫毛后角膜上皮病变,糖尿病 3 年
A. 可见假睫毛参差不齐,角膜中央区(瞳孔区)混浊;B. 角膜中央片状灰白色混浊,达角膜基质,边界较清晰,无角膜基质浸润,余处角膜透明

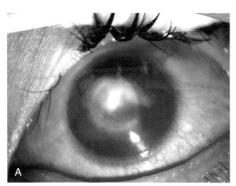
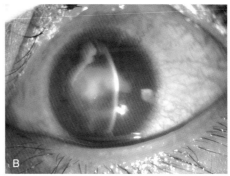

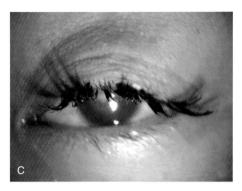

图 6-3-4　26 岁女性，粘接假睫毛 2 天，妊娠 3 个月

A. 接假睫毛后左眼眼红眼痛、畏光流泪、异物感、无法睁眼、视物模糊 2 天；睫状充血，角膜变白，角膜中央圆形混浊浸润，边界较清晰；B. 应用抗生素滴眼液、激素滴眼液、人工泪液频繁滴眼 1 天后角膜混浊浸润略好转，混浊变淡；因是孕期，未频繁大量应用滴眼液；C. 用药 1 天后眼刺激症状减轻，可以自主睁眼，显示参差不齐的假睫毛

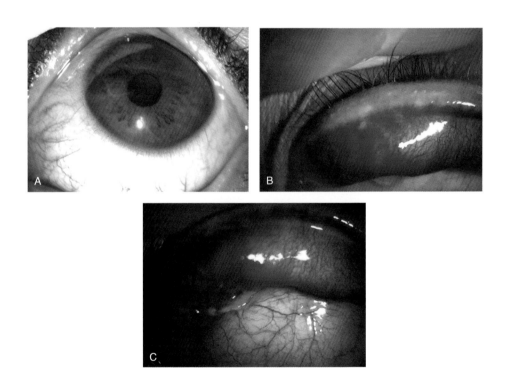

图 6-3-5　16 岁女孩，自行做主行重睑手术后 1 年，反复眼红 1 个月，治疗 1 个月后无效

A. 角膜上皮圆形轻度混浊；B. 睑结膜充血，睑板腺开口阻塞，腺管扩张变粗，曾诊断为 MGD 和睑缘螨虫病，多次做睑板腺按摩、激光除螨治疗，病情无好转；C. 来我院就诊时眼科检查问诊有重睑手术史，翻转眼睑发现重睑缝线暴露，去除缝线后痊愈

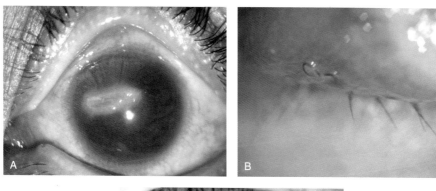

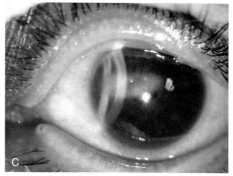

图 6-3-6　32 岁女性,角膜炎 2 个月余,抗菌治疗有效但迁延持续慢性炎症,溃疡面不愈合
A. 睫状充血,角膜溃疡,但溃疡边界限局,其上方同时显示陈旧性混浊,翻转眼睑未见异常;
B. 追问病史重睑术 1 年余,用开睑钩辅助翻转上眼睑,显示睑板上缘上方缝线线头,穹窿结膜
充血;C. 拆除缝线后 1 周,角膜溃疡愈合,遗留陈旧性角膜混浊

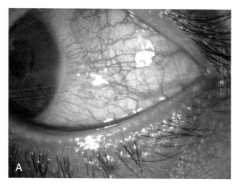
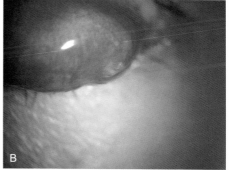

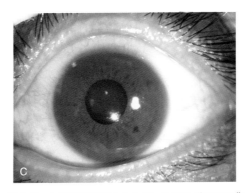

图 6-3-7　38 岁女性,左眼颞侧眼红 1 个月,诊断为浅层巩膜炎治疗无好转
A.左眼颞侧结膜充血,轻度巩膜充血,血管自角膜缘呈放射状、直线状充盈扩张,角膜缘处略混浊,诊断为浅层巩膜炎,抗生素、激素滴眼液滴眼治疗 1 个月无好转;B.进一步检查,重睑手术后 10 余年,翻转眼睑检查时发现穹隆部结膜充血严重,开睑钩辅助翻转颞侧穹隆结膜显示重睑缝线处隆起并高度充血;C.拆除重睑缝线后结膜巩膜充血消退,眼表恢复正常

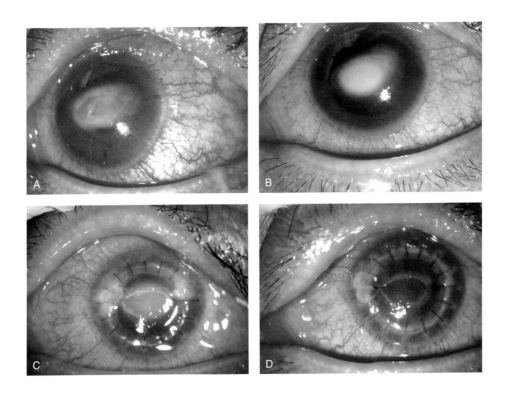

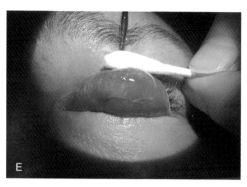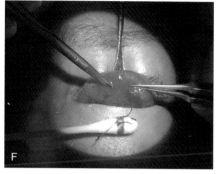

图 6-3-8 15 岁女孩,重睑手术后 3 个月,配戴角膜接触镜 1 个月,眼红眼痛、角膜变白半个月就诊

A. 角膜浸润溃疡形成,经角膜共聚焦显微镜和角膜刮片检查为真菌性角膜溃疡,给予角膜清创和抗真菌治疗;B. 治疗 1.5 个月后角膜溃疡好转限局,角膜上皮愈合,常规翻转眼睑检查未见异常;C. 行深板层角膜移植达后弹力层,术中检查病变角膜剥除的内侧面(后基质)光滑,刮片检查未见真菌菌丝,术后继续抗真菌治疗,角膜移植片透明;但术后 10 天角膜移植片发生溃疡,角膜共聚焦显微镜和涂片检查均未见真菌菌丝,真菌培养阴性;D. DALK 术后 24 天再次行深板层角膜移植,术中见角膜层间无渗出、后弹力层光滑完整,更换角膜移植片,但术后第 5 天再次出现角膜上皮剥脱和浅溃疡,表面可见丝状分泌物;E、F. 根据 D 图分析丝状分泌物常见于异物刺激造成的过敏反应,遂在开睑钩辅助下再次翻转上眼睑,发现远离睑板上缘上方重睑缝线部分露出,取出缝线时发现缝线很硬并带有毛刺,故第二次手术角膜移植片病变是由重睑缝线刺激所致,而非真菌感染复发

2. **角膜损伤、感染的原因分析** 目前美容整形的方法很多,包括各种各样器械设备和药物,有"微整形"(注药)和手术整形。患者年龄越来越小,多个病例都低于 18 周岁。一味追求眼部平坦,在眼周切除松弛的皮肤同时过多切除隆起的眼轮匝肌,使眼睑正常保护性瞬目动作和防御性闭眼动作迟钝或不完全,此时眼部再做额外的美容操作很容易伤及眼表和角膜。

眼周微整形注药多使用肉毒毒素和玻尿酸,肉毒毒素是一种神经毒[34,35],最初用于治疗面部肌肉痉挛和其他肌肉运动紊乱,用它来麻痹肌肉神经,以达到停止肌肉痉挛的目的,后来被应用于医学美容使肌肉麻痹达到去皱作用。玻尿酸也叫透明质酸,学名是糖醛酸,是皮肤所含天然成分的一种多醣体[36],它可以维系人体内部的胶原蛋白。透明质酸分子可携带自身五百倍以上的水分,为公认的最佳天然保湿成分,但是这种玻尿酸只是小分子的液态玻尿酸,并非注射美容所用的大分子胶状玻尿酸。人工合成的大分子玻尿酸呈胶状,注射后起到填充作用。由于眼周围皮肤下面有肌肉、脂肪、纤维血管、运动和感觉神经等,并非单纯的腔隙,因此注射不当轻则眼轮匝肌功能减弱,出现眼表和角膜病变,重则导致面瘫、失明等无法挽救的并发症[37~40]。

图 6-3-1 病例重睑祛眼袋术后由于睑部轮匝肌功能障碍导致干眼,又由于误诊为感染反复应用抗病毒和抗细菌药物等治疗加重角膜上皮的毒性反应,注射美容针后眼睑活动进一步减弱,加重泪膜的流体动力学异常造成角膜损伤。

图 6-3-2 病例重睑祛眼袋术后眼睑瞬目不全或瞬目减少,防御性闭眼反射迟钝,右手持睫毛器烫睫毛时左侧(即右眼鼻侧、左眼颞侧)睫毛部位不好掌握,睫毛器触到角膜时眼睑保护作用减弱导致角膜烫伤,因为每一次操作角膜损伤轻很快自行愈合,但持续烫睫毛 2 年,角膜反复烫伤形成瘢痕,出现白斑。由于是右利手病变都在左侧,烫左眼睫毛时器械更不好掌握,故左眼角膜损伤重于右眼。

图 6-3-3,图 6-3-4 病例均为粘接假睫毛的药物导致角膜化学损伤。糖尿病患者易发生干眼,假睫毛加重干眼,接种假睫毛过程中药物损伤角膜上皮,自身无法修复,反复刺激后形成片状混浊。后者根据病史、病程和角膜病变情况,临床诊断为:角膜化学伤。诊断依据:①接种假睫毛后眼红眼痛角膜变白 2 天;②角膜溃疡范围限局,呈圆形,如果铜绿假单胞菌感染已经 2 天,眼刺激症状和边界浸润溃疡应该更重,若是真菌感染病程应较缓慢,不会这样急性发病;③进行角膜共聚焦显微镜检查时未见大量炎性细胞;④并没有应用大剂量抗生素,而是常规应用抗生素预防感染、低浓度激素抗炎和频繁人工泪液滴眼治疗 1 天后,病灶未进展且略好转。因此考虑为接种假睫毛的化学药物直接烧伤了角膜上皮和基质。

许多患者选择重睑手术的医院资质不同,又由于不当的过度宣传,美容手术越来越低龄化;采用的劣质重睑缝线作为异物刺激可以导致结膜炎、角膜炎,可见角膜混浊;由于慢性炎症反应对于睑板腺也有损伤,持续刺激后睑板腺出现肿胀、充血、腺体分泌增多,开口阻塞排出不畅,易误诊为 MGD 或检查螨虫阳性误诊为螨虫相关性睑缘病变。图 6-3-5 实为缝线刺激形成的角膜上皮病变和睑板腺炎,诊断的要点一是病史,二是注意翻转眼睑检查即可发现是重睑术后的患者(门诊眼科医生容易忽略翻转上下眼睑的常规检查)。

图 6-3-6 病例首先要会判断角膜炎的性质,是细菌、真菌还是病毒? 其次判断炎症处于哪一期,是急性进展期还是恢复期? 而该患者已诊断细菌性角膜炎,经过抗菌治疗 2 个月感染已经控制,持续 2 个月余未愈要考虑有其他影响因素。角膜混浊处显示溃疡边界较清晰、无浸润,表面无脓性分泌物,其上方角膜呈现陈旧性混浊,根据病灶特点不支持真菌感染,而且抗菌治疗有效。分析病情是否可能有异物等刺激导致延期愈合或不愈合。取出缝线后 1 周即痊愈,遗留角膜白斑。

浅层巩膜炎的特点:大部分与自身免疫有关,多与类风湿性关节炎、结节性红斑等结缔组织疾患并发[41-43]。病情反复,愈后不留痕迹,成年男女均可发病,女性较多见,多为单眼发病。浅层巩膜炎巩膜充血的特点为:局限在角膜缘至直肌附着点的区域内,血管呈放射状垂直走行,从角膜缘向后延伸,相对不可移动。图 6-3-7 病例特点与浅层巩膜炎非常相似,血管走行较直,但以结膜充血为主(推动结膜血管可移动),鼻侧结膜充血轻,应用抗生素、激素滴眼液滴眼没有减轻或好转,患者全身检查未见异常,提醒临床诊断是否正确。

以上三个病例问题都出在眼科常规检查上,正常翻转眼睑即暴露睑板上缘,但由于做了重睑手术,穹窿结膜因瘢痕凹陷不易完全暴露导致检查不彻底,应用开睑钩在皮肤面抵住睑板上缘将上眼睑完全翻转过来,遂看到重睑缝线线头,进而证明角膜炎的角膜混浊是缝线刺激的结果。故拆除重睑手术缝线后角膜很快愈合。如果常规检查眼睑时,翻转上眼睑即看到穹窿部结膜充血较重,需详细检查,就会发现隆起处有缝线的线头突出。图 6-3-7 患者主诉眼科就诊 1 个月,从未有医生翻转眼睑检查,可能与患者重睑手术后已经 10 年,忽视了手术的影响有关。提示:①眼科检查从基础做起,常规从前到后每个部位检查,尤其眼表疾病,除检查球结膜角膜外,一定检查睑缘、泪器、睑结膜和穹窿结膜,翻转眼睑检查是眼科检查的基本训练。②常见疾病的特点和鉴别诊断非常重要,异物刺激的结膜炎症表现可以和巩膜炎相似,需要细致检查分析判断,方可不漏诊和误诊。

随着角膜接触镜的开发研制和改革,各种角膜接触镜用于日常生活和工作中。各类人群的配戴,包括不同年龄段、美容和治疗效果不同。无论软性或硬性角膜接触镜配戴后不当处理会导致角膜感染,如细菌性、真菌性和阿米巴性角膜炎[44~46]。因此配戴角膜接触镜后发生角膜炎首先考虑与眼镜有关。图 6-3-8 病例感染后经角膜共聚焦显微镜检查和刮片检查均诊断为真菌性角膜溃疡,虽有重睑手术病史,但常规翻转眼睑时并未发现异常,考虑是接触镜配戴过程感染导致真菌性角膜炎,应用那他霉素频繁滴眼后明显好转,说明诊断准确、药物敏感、治疗效果很好。提示:感染性角膜炎无论是细菌还是真菌,治疗原则首先是抗菌治疗,感染性炎症进展期说明致病菌活跃、毒力强,只有有效杀灭致病微生物方可治愈,此时不要过多增加辅助治疗,如促进上皮增生剂、羊膜移植甚至配戴角膜绷带镜等,会干扰抗菌疗效,加重病情[47,48]。真菌性角膜溃疡经药物治疗稳定后再行角膜移植手术,可以极大提高角膜移植手术成功率[49~51]。

角膜移植手术术式中,深板层角膜移植效果好于穿透性角膜移植手术,可以保持眼内安静状态,减少术中并发症,降低术后角膜移植排斥反应,恢复视功能[52~56]。但真菌性角膜炎术后易复发,做深板层角膜移植要确保无真菌残留,所以作者团队在术中剥离病变角膜深达后弹力层,取下病变角膜在后基质内侧面刮片检查未检查到真菌,故行深板层角膜移植术(完全剥离到后弹力层)。术后继续应用抗真菌药物治疗,并延迟应用激素滴眼液,防止真菌复发。根据病情术后半个月或 1 个月真菌感染无复发再加用激素滴眼液或眼膏[57~59]。

该患者第一次 DALK 手术顺利,病灶被彻底清除,但术后 10 天再次出现角膜溃疡,首先考虑可能是真菌复发,经各项相关检查未见真菌菌丝,细菌和真菌培养均为阴性。因角膜移植片溃疡已达基质,患者需要尽快恢复视力和外观(学生),故更换角膜移植片,行二次深板层角膜移植术,手术顺利,术中取下的移植片真菌检查仍未见菌丝,细菌、真菌培养阴性。术后第5天角膜移植片再次出现上皮剥脱,病灶均位于角膜移植片中央区,检查时发现一重要体征即角膜表面有丝状分泌物,丝状分泌物是过敏性结角膜炎的常见体征[60-64],提示是否有异物刺激性角膜炎,遂再次翻转上眼睑穹窿部结膜未见异物,但充血较重,用开睑钩辅助将上眼睑完全翻转充分暴露后发现远离睑板上缘上方蓝色重睑缝线,缝线的毛刺裸露于结膜表面,分析真菌性角膜炎首先由重睑缝线造成角膜上皮损伤,配戴角膜接触镜后加重损伤并感染。由于该患重睑缝线位置靠上,并呈毛刺样硬性缝线,在缝线部位较固定,翻转眼睑时并不脱出,虽然检查时并未发现缝线,角膜溃疡和角膜移植片病变仍是由重睑缝线刺激所致。此病例再次说明对于掌握疾病发生的基本特点(丝状分泌物与异物过敏等特征)非常重要。

3. 角膜损伤、感染的预防和治疗

①重在预防,宣教美容整形等可能会发生的副损伤,尤其对于低龄青少年,由正规医疗诊所和医院进行美容的管理整治,重视眼部美容与眼表健康的关系。围手术期应用人工泪液等保护眼表。凡是经过整形美容手术患者眼科检查时一定详细检查结膜囊和穹窿部结膜。

②出现眼部不适刺激症状及时到眼科医生处就诊,早期的角膜损伤及时准确诊治大部分可治愈。严重的眼表病变应由眼表及角膜病专科医生诊治。

③单纯角膜上皮病变应用人工泪液、抗生素滴眼液和眼膏即可治愈,注意全身疾病如糖尿病的治疗。

④出现感染性角膜炎根据致病菌按不同类型抗菌治疗,前提是去除感染的诱因。

⑤严重角膜病变为恢复视力和改善外观,需行角膜移植手术(图6-3-9)。

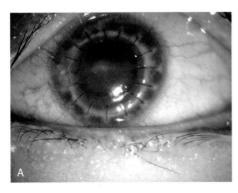
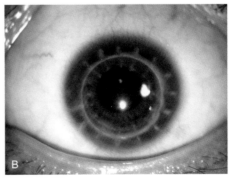

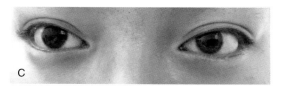

图 6-3-9　患者为图 6-3-8 15 岁女孩治愈后

A. 重睑缝线拆除 2 天后，角膜上皮即愈合，移植片接近透明；B、C. 深板层角膜移植术后 3 年，角膜透明，裸眼视力 0.6，矫正视力 1.0，双眼外观正常

小结：美容整形虽然作用于眼球外，但改变的是眼附属器，无论是眼轮匝肌的损伤或睑缘的违背生理改变都会导致严重干眼和角膜病变，亟须提升医患对眼轮匝肌解剖和生理功能的重视，手下留情！关注美容后眼表并发症，倡导"美丽"应建立在正常的生理功能基础上。

参 考 文 献

［1］ GURUNANAKEYECENTRE, MAULANAAZADMEDICALCOLLEGE, SHRIBANAR-SIDASCHANDIWALA, et al. Oculoplasty for general ophthalmologists. Expert review of ophthalmology, 2015, 10 (2): 197-210.

［2］ ROCCA R D, BEDROSSIAN E H, ARTHURS B P. Ophthalmic plastic surgery: decision making and techniques. McGraw-Hill, 2002.

［3］ ACTIS A G, ACTIS G, FEA A, et al. Surgical anatomy of the orbital region, local anesthesia and general considerations. Minerva chirurgica, 2013, 68 (6 Suppl 1): 1-9.

［4］ BAEK J S, KIM K H, LEE J H, et al. Ophthalmologic complications associated with oculofacial plastic and esthetic surgeries. Journal of Craniofacial Surgery, 2018, 29 (5): 1208-1211.

［5］ MIZUNO T. Treatment of Suture-related Complications of Buried-suture Double-eyelid Blepharoplasty in Asians. Plast Reconstr Surg Glob Open. 2016, 12; 4 (8): e839.

［6］ TSAI P Y, WU Y C, LAI C H, et al. Ocular surface area changes after double eyelidplasty. Journal of Plastic Reconstructive & Aesthetic Surgery, 2012, 65 (6): 141-145.

［7］ 张信江. 皮肤性病学. 北京: 人民卫生出版社, 2019.

［8］ 王宏东, 马小娜. 面部糖皮质激素依赖性皮炎 62 例临床分析. 中国皮肤性病学杂志, 2008, 22 (2): 87-88.

［9］ 刘晓娟, 姜春梅. 对激素脸 810 例治疗的临床分析. 2006 年全国中西医结合医学美容学术研讨会, 2016.

［10］ HONG-GUANG LU. Facial corticosteroid addictive dermatitis. Journal of Clinical Dermatology, 2006, 35 (10): 682-684.

［11］ 中华医学会眼科学分会角膜病学组. 干眼临床诊疗专家共识 (2013 年). 中华眼科杂

志, 2013, 49 (1): 73-75.

［12］万珊珊, 杨燕宁, 袁静, 等. 眼表综合分析仪评价干眼患者相关指标的临床分析. 中华眼视光学与视觉科学杂志, 2015, 17 (3): 171-175.

［13］亚洲干眼协会中国分会, 海峡两岸医药交流协会眼科专业委员会眼表与泪液病学组. 我国睑板腺功能障碍诊断与治疗专家共识 (2017 年). 中华眼科杂志, 2017, 53 (9): 657-661.

［14］刘祖国, 颜建华. 眼科临床解剖学. 2 版. 济南: 山东科技出版社, 2020.

［15］JOHN V FORRESTER, ANDREW D DICK. The eye: basic sciences in practice.4 ed. Amsterdam: Elsevier, 2016.

［16］周炳华, 吕衡发, 吴德昌. 下眼睑的应用解剖. 中国临床解剖学杂志. 1994 (01): 28-30.

［17］姜夫震, 程健. 睑袋整形应用解剖及手术进展. 国际眼科纵览, 2006, 30 (5): 319-322.

［18］陈小剑, 张志升. 眼袋分型及手术方法选择. 现代医学, 2008, 36 (1): 54-55.

［19］GOLDBERG R A, MCCANN J D, D FIASCHETTI, et al. What causes eyelid bags？ Analysis of 114 consecutive patients. Plastic & Reconstructive Surgery, 2005, 115 (5): 1395-1402.

［20］MUZAFFAR A R, MENDELSON B C, ADAMS W P. Surgical anatomy of the ligamentous attachments of the lower lid and lateral canthus. Plastic & Reconstructive Surgery, 2002, 110 (3): 873.

［21］宋建星, 杨军, 陈江萍. 眼睑整形美容外科学. 杭州: 浙江科学技术出版社, 2015.

［22］陈乃理, 胡琼华, 祁佐良, 等. 切开法重睑术并发症的原因分析及对策. 中华医学美学美容杂志, 2001, 7 (1): 19-21.

［23］亚洲干眼协会中国分会, 海峡两岸医药卫生交流协会眼科学专业委员会眼表与泪液病学组, 中国医师协会眼科医师分会眼表与干眼学组. 中国干眼专家共识: 定义和分类 (2020 年). 中华眼科杂志. 2020, 56 (06): 418-422.

［24］AKPEK E K, AMESCUA G, FARID M, et al. Dry eye syndrome preferred practice pattern. Ophthalmology, 2019, 126 (1): 286-334.

［25］刘祖国. 干眼的治疗. 中华眼科杂志, 2006, 42 (01): 71-74.

［26］S. N. Management and therapy of dry eye disease: report of the management and therapy subcommittee of the international dry eye workshop (2007). The Ocular Surface, 2007, 5 (2): 163-178.

［27］王宁利. 眼科学. 北京: 中国协和医科大学出版社, 2007.

［28］李凤鸣, 赵光喜. 眼科手术并发症及处理. 北京: 云南科技出版社, 2000.

［29］苏丽金, 谢秋华, 刘雪花. 瞬目训练对额肌瓣悬吊术后眼睑闭合的影响. 中华护理杂志, 2004, 39 (8): 598-599.

［30］CHANG Y H, YOON J S, CHANG J H, et al. Changes in corneal and conjunctival sensitivity, tear film stability, and tear secretion after strabismus surgery. Journal of Pediatric Ophthalmology & Strabismus, 2006, 43 (2): 95-99.

［31］王炜. 整形外科学. 杭州: 浙江科学技术出版社, 1999.

［32］崔正军, 岑瑛, 秦军侠, 等. 重睑术后并发症的分析和再次修复式的选择. 实用美容整

形外科杂志, 2003, 14 (4): 214-215.

［33］朱灿, 曹思佳. 微整形注射美容. 北京: 人民卫生出版社, 2013.

［34］WHEELER A, SMITH H S. Botulinum toxins: mechanisms of action, antinociception and clinical applications. Toxicology, 2013, 306 (Complete): 124-146.

［35］叶婷. 肉毒毒素体外检测方法的研究进展. 微生物学免疫学进展, 2016, 44 (5): 57-63.

［36］王镜岩, 朱胜庚, 徐长法. 生物化学. 北京: 高等教育出版社, 2002.

［37］唐彦慧, 凌宇, 彭子春, 等. 探讨面部注射整形导致眼部并发症及防治方法. 眼科学, 2016, 5 (3): 81-84.

［38］庄岩, 刘春军, 杨明勇. 眼动脉及其分支栓塞: 严重的面部注射填充术并发症. 中国美容整形外科杂志, 2015, 26 (005): 308-310.

［39］Edwards D T, Bartley G B, Hodge D O, et al. Eyelid position measurement in Graves′ophthalmopathy: reliability of a photographic technique and comparison with a clinical technique. Ophthalmology, 2004, 111 (5): 1029-1034.

［40］SAHAN A, TAMER F. Restoring facial symmetry through non-surgical cosmetic procedures after permanent facial paralysis: a case report. Acta Dermatovenerol Alp Panonica Adriat, 2017, 26 (2): 41-42.

［41］赵堪兴. 眼科学. 8 版. 北京: 人民卫生出版社, 2013.

［42］刘志恒, 郑曰忠. 巩膜炎和表层巩膜炎临床特征与诊疗分析. 中国实用眼科杂志, 2013, 31 (8): 1035-1038.

［43］SAINZ DE LA MAZA M, MOLINA N, GONZALEZ-GONZALEZ LA, et al. Clinical characteristics of a large cohort of patients with scleritis and episcleritis. Ophthalmology, 2012, 119 (1): 43-50.

［44］刘祖国. 眼表疾病学. 北京: 人民卫生出版社, 2003.

［45］张菊, 李晓晓, 刘明娜, 等. 角膜接触镜相关感染性角膜炎 20 例临床特征. 中华眼视光学与视觉科学杂志, 2020, 22 (12): 922-927.

［46］EGGINK CATHRIEN A, OLIVEIRA DOS SANTOS C, RANDAG AC, et al. Infectious keratitis in contact lens wearers. Ned Tijdschr Geneeskd, 2019, 163: D3190.

［47］高敏, 张阳, 肖扬, 等. 146 例细菌性角膜炎临床分析. 眼科, 2017, 26 (03): 163-169.

［48］史伟云, 谢立信. 感染性角膜炎的规范化诊断及治疗. 眼科, 2008 (03): 148-150.

［49］惠玲, 宋金鑫, 程燕, 等. 不同程度真菌性角膜溃疡的综合治疗. 国际眼科杂志, 2019, 19 (04): 654-656.

［50］史伟云, 李绍伟, 谢立信. 板层角膜移植术治疗真菌性角膜炎的临床疗效分析. 中华眼科杂志, 2002 (06): 30-33.

［51］董晓光, 谢立信, 史伟云, 等. 穿透性角膜移植治疗真菌性角膜溃疡的评价. 中华眼科杂志, 1999, 35 (05): 66-67.

［52］陆勤康, 童奇湖, 赖晓明, 等. 深板层角膜移植术与穿透性角膜移植术治疗真菌性角膜溃疡的效果比较. 中华眼视光学与视觉科学杂志, 2011, 13 (3): 231-233.

［53］TRIMARCHI F, POPPI E, KLERSY C, et al. Deep lamellar keratoplasty. Ophthalmologica, 2001, 215 (6): 389-393.

［54］乐琦骅, 徐建江. 深板层角膜移植术后全层角膜组织的共焦显微镜观察. 中华眼科杂志, 2007, 43 (10): 936-939.

［55］BORDERIE VM, SANDALI O, BULLET J, et al. Long-term results of deep anterior lamellar versus penetrating keratoplasty. Ophthalmology, 2012, 119 (2): 249-255.

［56］ZHAI H, XIE L, QI X, et al. Comparison of penetrating keratoplasty and deep lamellar keratoplasty for macular corneal dystrophy and risk factors of recurrence. Ophthalmology, 2013, 120 (1): 34-39.

［57］史伟云, 李绍伟, 谢立信. 板层角膜移植术治疗真菌性角膜炎的临床疗效分析. 中华眼科杂志, 2002, 38 (6): 347-350.

［58］赵倩, 王婷, 史伟云, 等. 角膜移植术后复发性真菌性角膜炎的治疗及疗效分析. 中华实验眼科杂志, 2015, 33 (4): 338-341.

［59］中华医学会眼科学分会角膜病学组. 我国角膜移植手术用药专家共识 (2016 年). 中华眼科杂志. 2016, 52 (10): 733-737.

［60］Barney N P, Bauer S T. Allergic Disease of the Eye. Advances in Medical and Surgical Cornea, 2014, 29 (10), 27-43.

［61］刘祖国, 肖启国. 过敏性结膜炎的诊治. 中华眼科杂志, 2004, 40 (7): 500-502.

［62］中华医学会眼科学分会角膜病学组. 我国过敏性结膜炎诊断和治疗专家共识 (2018 年). 中华眼科杂志, 2018, 54 (6): 409-414.

［63］肖启国, 刘祖国, 张梅, 等. 过敏性结膜炎的临床特点. 眼科新进展, 2002, 22 (3): 197-199.

［64］李凤鸣. 眼科全书. 北京: 人民卫生出版社, 1996.

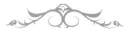

第七章
眼科其他手术相关性角结膜病变

　　与眼科手术相关联的眼表病变可以出现在眼部任何大小手术中,包括内眼及外眼任何手术。因为眼表暴露于眼睛的最前面,与外界直接接触,结膜囊存在正常菌群和致病菌,但正常情况下,由于泪液质和量正常及泪液流体动力学的冲刷、泪膜和结角膜表面含有抗菌抑菌成分,如:溶菌酶、免疫球蛋白、补体系统和抗炎因子等,不仅可以减少细菌和病毒在结膜囊表面的附着,也还可以抑制部分细菌生长或使病毒失活,从而使眼表维持正常结构和功能。因此,眼表的环境一旦失衡会很容易导致疾病的发生。以下病例主要解析角膜异物取出、结膜下注射及飞秒激光屈光手术等常见的眼科处置和手术的眼表并发症。

第一节　角膜异物取出术角结膜并发症

一、概述

　　角膜异物伤是最常见的眼外伤之一,可以发生在任何时候和环境中,最常见的异物是铁质异物和植物性异物,尽管大多数角膜异物损伤并不严重,但处理不当仍会导致严重后果。常见原因有异物由患者或其家属经五花八门的方式自行取出及异物伤后数日才到医院就诊等,因此也导致了取异物过程中或取异物后出现角膜炎、虹膜睫状体炎甚至严重的眼内炎等并发症。

二、角膜异物取出术后眼表并发症的特点、原因、预防和治疗

　　1. **角膜异物取出术后眼表并发症临床特点**　异物取出后数天仍有异物感、畏光、流泪等眼部刺激症状不轻反重、异物取出处出现混浊或原有混浊加重以及异物伤周围出现角膜浸润等。严重者甚至在异物取出后数小时或数天后角膜出现大片状混浊浸润甚至溃疡(图 7-1-1~ 图 7-1-5)。

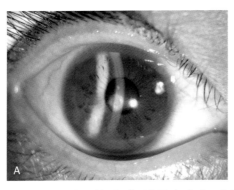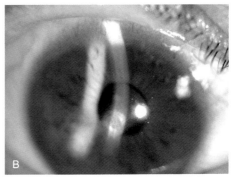

图 7-1-1 37 岁男性，角膜异物取出术后 1 个月余，持续轻度眼红异物感，角膜点状混浊变为圆片状混浊

A. 瞳孔区灰白色角膜混浊，其中央呈金黄色暗区；B. 高倍裂隙灯显微镜下可见角膜混浊中央锈迹沉着，其周围呈现慢性炎性反应

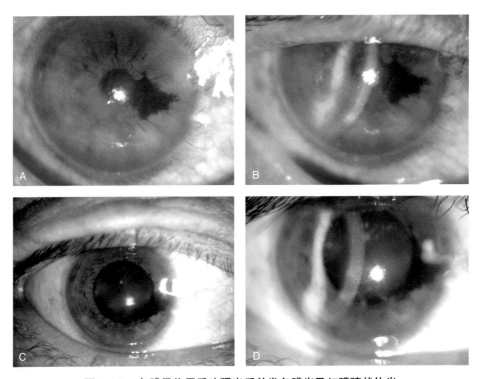

图 7-1-2 角膜异物用舌头舔出后并发角膜炎及虹膜睫状体炎

A、B. 角膜异物取出后 3 天，角膜上皮浸润水肿混浊、角膜后灰白色 KP，眼红眼痛视物不清；C、D. 应用广谱抗生素、散瞳剂、非甾体抗炎剂治疗 12 天后炎症虽明显好转，如图 C 所示，裂隙灯弥散光显示角膜接近透明，但用裂隙灯光带检查，如图 D，角膜上皮仍有混浊，未完全愈合

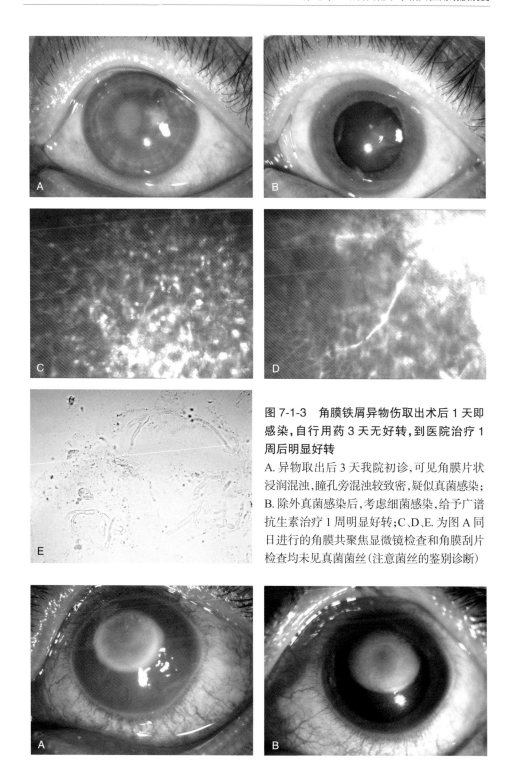

图 7-1-3　角膜铁屑异物伤取出术后 1 天即感染,自行用药 3 天无好转,到医院治疗 1 周后明显好转

A. 异物取出后 3 天我院初诊,可见角膜片状浸润混浊,瞳孔旁混浊较致密,疑似真菌感染; B. 除外真菌感染后,考虑细菌感染,给予广谱抗生素治疗 1 周明显好转;C、D、E. 为图 A 同日进行的角膜共聚焦显微镜检查和角膜刮片检查均未见真菌菌丝(注意菌丝的鉴别诊断)

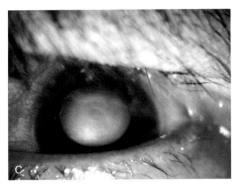

图 7-1-4　角膜异物取出后出现严重感染,角膜大片状混浊浸润
A. 角膜异物取出后持续眼红异物感 1 周,未予治疗逐渐加重,角膜圆形片状浸润混浊,中心部位形成浅溃疡;B. 抗菌治疗及散瞳辅助治疗 3 天后角膜浸润明显减轻,边界限局,溃疡区角膜变薄;C. 治疗 2 周后角膜混浊进一步减轻,形成陈旧性混浊,角膜变薄处面积缩小

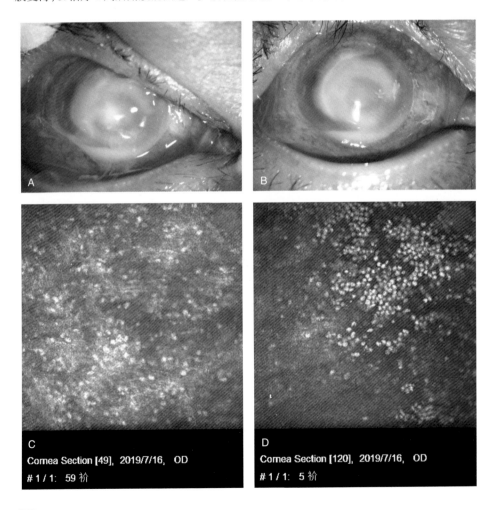

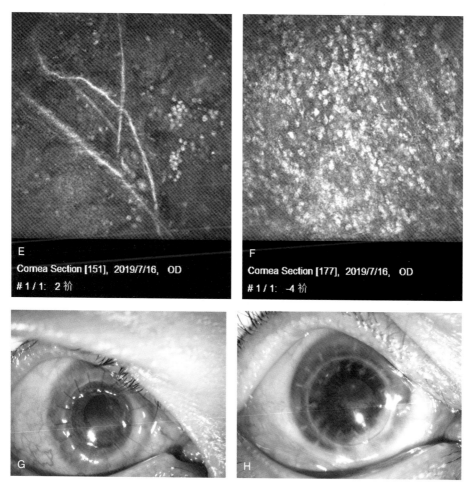

图 7-1-5　"迷眼"4 天后行角膜异物取出并同时应用角膜绷带镜覆盖,发生严重的铜绿假单胞菌角膜溃疡

A. 角膜异物取出后同时配戴角膜绷带镜,1 天后出现角膜变白伴剧烈眼红眼痛,应用抗生素治疗 3 天加重;来我院初诊查体见结膜混合充血水肿,角膜大面积溃疡伴表面脓性分泌物及前房积脓;B. 按照铜绿假单胞菌感染抢救治疗,广谱抗生素和抗革兰氏阴性杆菌抗生素频繁滴眼(15~30 分钟 1 次),2 天后感染有所控制,角膜溃疡未进展,表面脓苔减轻,前房积脓略减少,液平面清晰;C、D、E、F. 我院初诊时角膜共聚焦显微镜检查(与图 A 为同 1 天)显示角膜由上皮到基质大量炎性细胞,角膜神经纤维肿大;G. 角膜溃疡治疗近 1 个月,为防止穿孔行部分穿透性角膜移植术,术后半个月显示角膜移植片透明,角膜感染无复发,前房无渗出;H. 部分穿透性角膜移植术后 2 年,角膜移植片透明

2. 角膜异物取出术后角结膜并发症的原因分析

(1)铁质异物锈环残留:铁的化学性质极不稳定,在眼组织可与二氧化碳作用变为重碳酸氧化亚铁,再经氧化变为氧化铁(铁锈),除与眼组织蛋白结合成一

种不溶性含铁蛋白外,还会在泪液作用下与眼组织发生生化反应,即在异物周围的角膜组织形成锈斑、绣环及其浸润坏死区[1,2],铁屑在角膜上停留超过 6 小时即可在周围出现锈斑[3],从而逐渐腐蚀角膜组织并延缓伤口愈合。因此铁质异物及其锈环或锈斑应该清除干净,若当时取出困难,不可强力为之,可待 2~3 天后异物伤处角膜组织水肿时再剥除,否则锈斑持续氧化破坏角膜组织后可导致异物伤处角膜浸润混浊加重、角膜组织缺损范围扩大即使愈后也会形成白斑。图 7-1-1 病例即锈斑没有清除,角膜浸润炎症反应加重,形成片状角膜基质缺损、混浊,又因位于瞳孔区而对视力影响较大。

(2) 异物取出方式错误会人为增加感染概率:角结膜异物伤是非常常见的眼部外伤,俗称"迷眼睛"。因为容易经常发生,很多人采用各种方法取出或去除异物,如揉眼睛、刺激流眼泪或滴眼药水冲刷、翻转眼睑"吹风"、自行或旁人用不洁器具挑出异物等。如果是粘到结膜表面的异物有可能经此排出,但如果异物粘在角膜表面、嵌入角膜上皮甚至更深层内,则很难通过上述方法排出甚至会损伤角膜上皮。角膜上皮是抵御病原微生物的第一道屏障,损伤后易发生感染性炎症[4],因此"迷眼"后应该到眼科医生处就诊,通过显微镜下无菌操作取出。通过不科学不卫生的方法自行取异物则极大地增加了角膜感染的概率(见图 7-1-2)。而且一旦发生角膜炎极易波及眼周围组织,最常见的是虹膜睫状体炎与角膜炎并存。

(3) 异物携带病菌毒性大:有些感染即使是在医院行角膜异物取出亦不可避免,如取异物时无菌操作不规范,或异物携带病菌毒性较大及异物取出后未及时滴用抗生素滴眼液和眼膏预防感染。尤其是发病快的细菌性角膜炎,异物取出后 1~2 天即可出现眼红、眼痛、畏光、流泪等刺激症状,查体见角膜浸润病灶扩展速度快(见图 7-1-3,图 7-1-4)。患者在异物取出后没有复诊或者没有按时用药(局部应用抗生素)也是感染加重的原因之一。除此之外,通过临床症状及辅助检查鉴别诊断感染的病原菌从而给予正确的抗菌治疗方案以及患者良好的依从性亦至关重要。

(4) 异物取出术后治疗不当:治疗性角膜绷带镜也称绷带型角膜接触镜,是可覆盖于角膜表面,用于保护眼表、辅助治疗角膜及眼表疾病的一种软性接触镜,有透氧性高、抗沉淀性能良好、配戴舒适的特点。2019 年专家共识明确指出配戴的禁忌证第一条就是活动性细菌、真菌及阿米巴原虫等感染性角膜炎或角膜溃疡[5]。由于患者配戴上绷带镜后感觉较舒适,许多临床医生过度使用,影响了原发病的治疗甚至加重原发病。图 7-1-5 感染非常严重不除外与此有关。角膜异物已经 4 天方到医院就诊,分析病灶处已经有污染,取出异物后最重要的是预防感染抗菌治疗,不恰当的应用角膜绷带镜将病灶覆盖,抗生素无法作用到病灶处,而取异物时若已经发生铜绿假单胞菌感染,绷带镜覆盖后给细菌创造了一个良好培养基,导致感染迅速扩大加重。铜绿假单胞菌(*Pseudomonas aeruginosa*,*P. aeruginosa*,PA)(绿脓杆菌)性角膜炎是所有角膜炎中进展最快且极具破坏性的角膜化脓性炎症,可造成角膜基质凝固性坏死[6-8],若不及时治疗可以在24~48小时内造成角膜融解穿孔甚至损毁全眼球,是眼科急症和严重致盲眼病[9]。本病例根据病史和角膜溃疡的体征考虑为铜绿假单胞菌感染,遂急诊给予广谱抗生素治疗2天后感染被控制住,保住了眼球,入院后迅速行结膜囊细菌培养,3天后细菌培养结果为:铜绿假单胞菌,进一步支持治疗方案(图7-1-6)。虽然感染控制住,但角膜变薄极易穿孔,故及时实施了角膜移植术恢复视力。

住院号:▨▨▨	病区:眼科　床号:2028-6			临床诊断:角膜溃疡		
备注						

鉴定结果:

三天未培养出真菌

铜绿假单胞菌

NO抗生素	结果	值	方法	R	I	S
1　头孢他啶	S	4		≥32	16	≤8
2　美罗培南	S	<=0.25		≥8	4	≤2
3　庆大霉素	S	<=1		≥16	8	≤4
4　阿米卡星	S	<=2		≥64	32	≤16
5　环丙沙星	S	<=0.25		≥2	1	≤0.5
6　妥布霉素	S	<=1		≥16	8	≤4
7　哌拉西林/他唑巴坦	S	<=4		≥128	32-64	≤16
8　哌拉西林	S	8		≥128	32-64	≤16
9　亚胺培南	S	<=1		≥8	4	≤2
10　头孢吡肟	S	2		≥32	16	≤8
11　左氧氟沙星	S	1		≥4	2	≤1

图7-1-6　图7-1-5患者入院3天后结膜囊细菌培养结果:铜绿假单胞菌,未培养出真菌,多种抗生素敏感

3. 角膜异物取出术后角结膜并发症的预防和治疗　角膜异物是最常发生的眼外伤之一,一旦发生需根据异物的性质、数目、部位和深浅决定处理方法。含铁质或铜质等金属异物由于其化学性质活跃,在组织内发生氧化作用使角膜融解、溃疡和铁锈症等,需要尽早彻底取出。如果是植物伤或者动物伤等非金属异物容易携带病菌种植于角膜内发生感染(如真菌等)从而发生难治性角膜感染最终损伤视力甚至眼球,也需要尽快取出[1,10,11]。角膜异物取出术需要严格按照眼科手术的无菌操作,滴入表面麻醉剂时同时结膜囊滴入抗生素滴眼液,手术显微镜下取异物时尽量减小对于异物周围角膜组织的损伤。对于角膜深层异物需首先探查异物伤的"弹道"方向,沿着"弹道"较容易拨出异物,否则异物可能会越剥离越深,导致角膜组织混浊无法看清异物位置。如果是磁性金属异物可使用磁铁将异物吸出。如果异物已突入前房,需严格按照内眼手术处理。临床病例中,由于取角膜深层异物更为慎重,术后感染的发生率较低,反而是浅层异物术后感染率更高。常规取出异物后结膜囊内滴抗生素滴眼液和眼膏,无菌纱布覆盖。嘱咐患者切忌自行打开眼罩揉眼或用任何冲洗液洗眼睛(目前市场

上五花八门眼部冲洗液不可取),术后伤眼出现疼痛加剧时一定要立即到医院检查,常规术后 1 天复诊,持续应用抗生素眼药 1 周。一旦发生感染按照感染性角膜炎治疗[12]。

感染性角膜炎治疗原则是有效抗生素杀灭或抑制病原菌,由于目前临床上眼科药品繁多,具有各自生物学效应,容易出现用药误区,比如遇到角膜溃疡就抗细菌抗真菌抗病毒药物一起用,遇到角膜炎发生混浊水肿就用激素、非甾体抗炎剂甚至辅助人工泪液、上皮修复剂等齐上阵,不仅没有达到有效的抗感染作用而且会互相干扰,加重病情,迁延不愈。归根结底还是对于各类角膜炎的基本诊断和鉴别诊断不清。随着科学的进步,眼科设备突飞猛进的研发和应用,极大促进了眼科学的发展,但对于眼科疾病的基本临床特征还需要多掌握病变特点才会更有助于诊断和治疗。尤其急性感染不可能等待细菌培养的结果再用药,经验性诊断治疗尤为重要。

发生细菌感染应用广谱抗生素频繁滴眼可以有效控制病情,无须联合抗真菌药物和抗病毒药物滴眼,否则会干扰抗细菌的治疗并易发生药物毒副作用。尤其针对铜绿假单胞菌感染,必须分秒必争地进行抢救,局部用药为主,首选应用广谱抗生素频繁滴眼,每 1~2 小时观察病变进展程度,必要时联合全身应用抗生素,如果是糖尿病患者应该注意控制血糖,否则影响疗效!

治疗性角膜绷带镜的适应证和禁忌证在《中国治疗用绷带镜临床应用专家共识(2019 年)》中阐述得非常清楚,当角膜异物伤可能发生感染或已经发生感染时禁止配戴,只要掌握治疗原则以抗菌为主方是硬道理。大部分广谱抗生素对于细菌感染有效,及时用药可以控制病情、挽救眼球,严重影响视力者也可待感染治疗有效或治愈后再行角膜移植术以达到复明效果(见图 7-1-5)。如果抢救治疗及时也可不影响视力而无须进一步手术治疗(图 7-1-7)。

图 7-1-7 病例分析:患者为 10 岁女孩,每天自行配戴角膜塑形镜 1 年,发病当日晨起后眼红、眼痛伴畏光流泪,急诊到角膜接触镜医生处检查,医生立即带领患者来我院就诊。门诊裂隙灯显微镜检查后诊断可疑铜绿假单胞菌感染。马

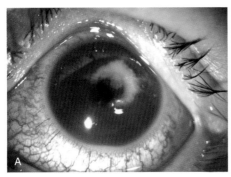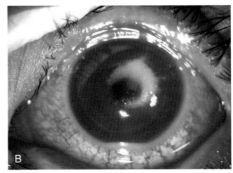

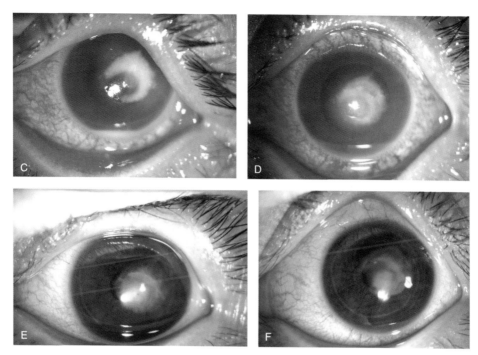

图 7-1-7　10 岁女孩配戴角膜塑形镜后,铜绿假单胞菌性角膜炎,治愈,视力 0.6
A. 晨起发现眼红眼痛流泪,角膜白点,上午 9:10 的角膜病变,角膜片状浸润、前房积脓;
B. 当日上午 9:59,角膜病灶扩大,前房积脓加重,此时已经药物治疗;C. 当日下午 15:56
分,角膜病灶进一步加重,但与上午病灶比较进展减慢;D. 治疗 3 天后,角膜浸润好转,前房
积脓吸收;E. 治疗 1.5 个月后角膜陈旧性混浊,形成白斑;抗生素减量,加用低浓度激素滴
眼;F. 5 个月后,痊愈,角膜斑翳,视力 0.6

上取结膜囊分泌物培养,同时给予广谱抗生素滴眼(左氧氟沙星和妥布霉素滴
眼液 1 次 /30 分钟,阿托品眼凝胶 1 次 / 日散瞳)并随时观察病情变化,发现角
膜浸润及前房积脓进展延缓,直到晚上 21:00 检查病灶稳定,眼痛症状亦减轻。
治疗 3 天后感染控制良好,角膜浸润部分吸收,混浊减轻,前房积脓完全吸收,抗
生素滴眼液随后减量。细菌培养结果为:铜绿假单胞菌。

该病例治疗成功经验总结:①角膜塑形镜医生非常敏感负责任,及时带
领患者找角膜病专家会诊;②根据病史和体征立即按照铜绿假单胞菌感染抢
救治疗,马上用广谱抗生素滴眼液滴眼,然后再做其他相关检查和办理入院以
争取最佳的治疗时间;③持续治疗过程中密切观察病情变化,直至病情好转,
对于严重感染性角膜炎的治疗切忌诊断—回家用药—复诊这种简单的医治模
式;④根据病情好转情况及时调整用药,最大程度减少副作用。需要注意:儿
童角膜特点是对病变和混浊吸收能力较成人更强,出现角膜混浊不急于行手
术治疗。

第二节　结膜下注射角结膜并发症

一、概述

结膜下注射是经结膜穿刺针头置于结膜下将药物注入巩膜表面,药液经结膜下血液循环进入眼内,目的一是增加角膜炎、巩膜炎和虹膜睫状体炎的治疗效果,二是眼科手术时局部麻醉给药,属于眼科的常规操作。如果处理不当,可以导致眼表并发症发生。

二、结膜下注射角结膜并发症的特点、原因、预防和治疗

1. **结膜下注射角结膜并发症的临床特点**　结膜下注射后立即或数天后角膜或结膜出现混浊、炎症反应和脓肿(图 7-2-1~ 图 7-2-3)。

2. **结膜下注射角结膜并发症的原因分析**　随着现代医学和药学的进步,许多局部滴眼液和眼膏的穿透性良好,用药后角膜内和前房可以很快达到有效药物浓度[13],如大多数广谱抗生素滴眼液、糖皮质激素滴眼液等[14,15]。故以往为增加眼局部药物浓度的结膜下注射治疗应用越来越少,但许多基层医院因为药品有限仍在采用结膜下注射治疗。结膜下注射麻药是眼科手术最常规的术前麻醉方法。注射时注意事项包括:注射部位多在上方球结膜,注射时令患者向注射侧反方向注视,针尖应背离角膜缘朝向穹窿部方向,注射器针头的斜面朝上,避开血管,刺入结膜下且推注药液时应无阻力,如果阻力大则可能刺入巩膜,应拔出重新注射。图 7-2-1 病例可能是由于针头的穿刺方向朝向角膜,注射过程中患者眼球转动,针头刺入过深,推药时用力过猛导致药液直接注入角膜层间,使角膜基质分离。角膜基质纤维排列整齐,很容易分离开(深板层角膜移植手术常采用层间注气法分离角膜基质和后弹力层也是这一原理)[16-18]。除此之外,采用的一次性注射器针头锐利也是可能的原因之一。

结膜下注射后或睑板腺囊肿手术后结膜感染常见原因是手术消毒不严格,包括手术室或处置室的环境消毒、结膜囊消毒、眼部皮肤消毒、无菌手术单和手术器械的消毒以及注射器针头采集药品时污染等,每一个细节都要保持严格无菌操作。

图 7-2-3 病例显示出睑结膜外球结膜局部感染,可能在做穹窿部结膜麻醉时注射器针头误刺入球结膜并出现感染。

3. **结膜下注射角结膜并发症的预防和治疗**　注意结膜下注射时用拇指和

示指分开上下眼睑,以免注射针头触碰到睑缘而污染。术前麻醉时眼部消毒尤其要注意睑缘的消毒。嘱咐患者配合眼睛的注视方向,若患者过于紧张不能配合时可以应用开睑钩拉开眼睑暴露球结膜注射部位。药液注入角膜后应用抗生素和激素滴眼液预防感染和防止瘢痕形成,数天后基质中药液可自行吸收,角膜恢复透明,无须采取手术治疗。出现结膜感染和脓肿应立即给予广谱抗生素频繁滴眼,必要时结膜下脓肿可以清创后用药治疗,禁忌生理盐水冲洗眼睛或应用糖皮质激素滴眼液,会加重感染。

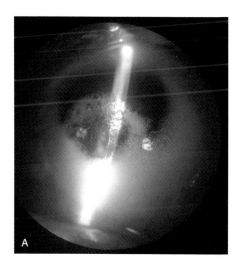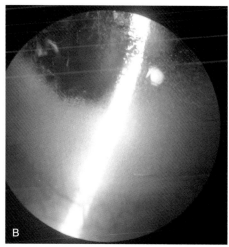

图 7-2-1　结膜下注射麻醉剂,角膜瞬间混浊

A. 下方角膜弧形混浊,角膜中央环形混浊,上方角膜透明,前房存在,瞳孔无变形;B. 高倍镜下可见角膜上皮完整,基质层间疏松混浊

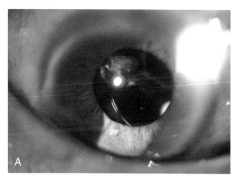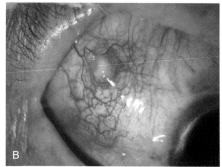

图 7-2-2　角膜炎,结膜下注射后结膜脓肿

A. 瞳孔区偏上角膜灰白色混浊,边界较限局,其周围角膜透明;B. 结膜下注射部位红肿,表面形成脓疡,其周围血管充盈扩张

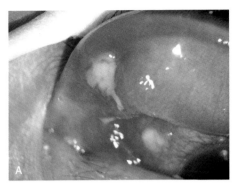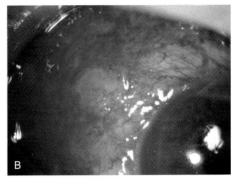

图 7-2-3　睑板腺囊肿手术后结膜感染、急性结膜炎

A.术后第二天眼红、眼痛伴结膜囊脓性分泌物,球结膜和睑结膜表面形成脓苔;B.球结膜组织水肿、点片状出血

第三节　近视眼手术后角结膜并发症

一、概述

随着近视眼激光矫正手术的发展,从激光光学角膜切削术(photo refractive keratectomy,PRK)、准分子激光原位角膜磨镶术(laser in-situ keratomileusis, LASIK)、准分子激光上皮下角膜磨镶术(LASEK,EK)、波前像差引导准分子激光手术(torsion lasik,TK),直到现在飞秒、全飞秒激光手术的飞跃,为广大近视眼患者带来了前所未有的清晰世界,霍尔登等人的一项研究预测,到2050年,亚太地区近视患病率最高,约为66.4%,高患病率势必导致屈光矫正手术的继续增加[19]。飞秒激光利用光传输和光爆破原理在角膜上达到精准切削,极大减少了并发症。但由于近视眼手术已经在临床开展数十年,尤其早期的手术影响,眼科门诊仍然可以看到与手术相关的并发症。有关近视眼手术的并发症在很多专著中都已详细阐述,本节仅就作者诊治的病例进行解析。

二、近视眼手术后角结膜并发症的特点、原因、预防和治疗

1. **近视眼手术后角结膜并发症的临床特点**　具有近视眼手术史,无论术式和时间,角膜出现病变,包括炎性反应、角膜混浊等。患者主诉眼部不适感,眼红、异物感等,伴有视力下降(图 7-3-1~图 7-3-8)。

2. **近视眼手术后角结膜并发症的原因分析**

(1)角膜基质损坏致手术切口迁延不愈甚至继发感染:RK 手术是应用放射状角膜切开术(radial keratotomy,RK)矫正近视[20]。RK 的手术原理为人工在角膜

周边部做若干条放射状深达角膜全厚的 90%~95% 的切口,组织张力减低,在正常眼压的作用下,张力减低的周边部向外膨出,角膜中央部相对变平,屈光力减低,焦点后移,与视网膜的位置产生新的相适点,矫正了近视。由于手术破坏了角膜的完整性,手术眼受外伤时易出现眼球破裂,而且手术预测性差,已经被激光治疗所取代。虽然现在已经不再开展 RK 手术,但临床仍然可以见到术后并发症的患者。由于角膜基质纤维排列整齐,没有血管等结缔组织,角膜基质损伤后不能再生,放射状切口逐渐被成纤维细胞和上皮细胞所充填,所以角膜的损伤不易愈合。

　　图 7-3-1、图 7-3-2 病例由于创口愈合不良,反复裂开出现继发感染。放射状切开后由于眼内压力的关系,角膜向外膨隆,闭合后再张开,反复出现,切口迁延不愈。作者曾遇到术后 2 年多切口仍未完全愈合、仅假性闭合的角膜状态。为促进切口愈合,组织代偿性形成新生血管或者术中损伤角膜缘血管、切口内残

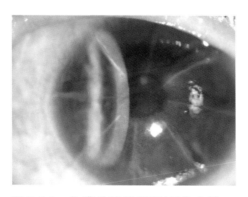

图 7-3-1　角膜放射状切开(RK)术后 20 年,角膜上皮混浊、切开的瘢痕处基质混浊,新生血管沿切口长入角膜中央

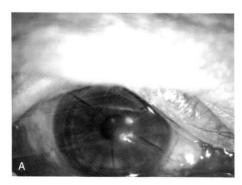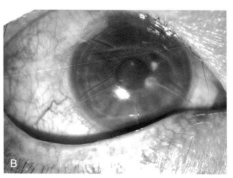

图 7-3-2　RK 术后 10 余年,角膜中央处切口感染,角膜浸润,片状混浊

A.放射状切开中央区切口角膜浸润,片状混浊,由于在光学区,内侧揉眼,压迫角膜,创口反复裂开愈合不良导致继发感染;B.抗生素治疗 1 周后,混浊限局,好转

留血液等引起新生血管形成,并沿裂开的切口向中央生长,切口处形成较粗的瘢痕。RK 的病例对于眼外伤的处理提示:角膜创口尽量缝合,裂开后靠自行愈合瘢痕更重,与皮肤的伤口愈合相似。

(2)屈光手术加重角膜营养不良:角膜颗粒状营养不良的病变术后逐渐出现并加重。颗粒状角膜营养不良是常染色体显性遗传眼病[21,22]。临床特点:10 岁左右即可发病,青春期开始病变明显。双眼对称的角膜病变早期在角膜中央区出现散在细小灰白色混浊,混浊之间角膜透明,随着病情进展混浊增多,形成边界清晰环状、星状、雪片状等不同混浊,并向深部扩展。位于角膜中央和中周部,角膜周边保持透明。有文献报道,近视激光矫正手术激活了参与角膜伤口愈合反应的转化生长因子(TGF-α)的表达,也触发了促炎细胞因子的释放,进而导致了角膜营养不良患者异常的角膜蛋白沉积,从而加重角膜营养不良[23~29]。

图 7-3-3 病例,术前没有详细检查角膜或当时病变不明显甚至未出现病变,如 TGFBI 杂合子携带者的角膜营养不良[23,24],术后患者除中央区出现不规则圆形星样片状混浊外,沿着角膜放射状切口出现致密的基质混浊,该患者和手术

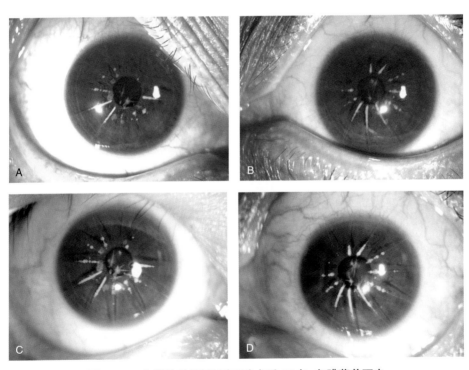

图 7-3-3　角膜放射状切开(RK)术后 12 年,角膜营养不良

A、B. RK 术后 12 年双眼角膜中央出现点状、条状白色混浊,药物治疗无效,混浊的边界清晰,角膜切口混浊重,诊断角膜基质营养不良;C、D. 9 年后复诊,双眼病变同前,角膜混浊加重

医生误认为手术所致损伤,实为先天异常。颗粒状角膜营养不良病情进展缓慢,9年后复诊角膜混浊加重。正确认识该病例提示:无论何种手术术前检查非常重要,术后熟知角膜病的临床特点亦可减少医患纠纷。

(3)手术团队的坚实医学基础:随着激光技术运用到近视眼手术中,使角膜屈光手术有了质的飞跃。从PRK、LASIK到飞秒激光手术越来越精准、安全、并取得理想效果,已被全球眼科医生和患者接受。但是由于手术仍然在角膜表层进行,尽管设备越来越先进,但围手术期管理包括术前检查、手术设计、用药等都与医生密切相关,一项精准的屈光手术决策和术后治疗是由眼科医生、验光师、护士和技师等共同完成的,因此单纯强调机器的优良、忽略了需要眼科学基础、屈光学基础、手术学基础以及博学的采集患者信息的团队也是发生眼表并发症的主要影响因素。

(4)上皮细胞的机械性带入或侵袭性生长:LASIK术后上皮植入属于术后晚期并发症,发生率为0.9%~1.7%[30,31],发生的原因比较公认的假说是上皮细胞被角膜机械性拖入角膜板层界面以及术后上皮细胞侵袭皮瓣边缘所致,在术后最初几天逐渐向皮瓣边缘下延伸,然后逐渐停止[31]。可能与患者角膜上皮缺损再修复有关,上皮损伤包括术前上皮病变、术中上皮层破坏,角膜上皮修复过程中上皮细胞增生迁移,易发生角膜上皮植入。如果只有少量上皮植入可以是自限性,无临床症状,不会影响视力。

图7-3-4病例上皮植入在鼻上方,略隆起,患者瞬目时异物感明显,药物治疗无效后经上皮瓣边缘剥开刮除增生的上皮组织,术后应用抗生素滴眼液滴眼预防感染,应用激素滴眼液预防上皮增生和层间反应,患者痊愈。采用飞秒激光手术后此类并发症减少。

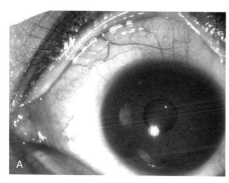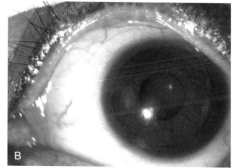

图7-3-4　LASIK术后上皮植入

A.角膜瓣边缘上皮下片状混浊;B.经上皮下刮除后,应用激素滴眼液和眼膏治疗后痊愈

(5)患者的眼表状态:患者的生活环境、状态(参军、户外)、年龄、整形美容、

眼轮匝肌功能障碍,术后泪膜、角膜结膜上皮细胞状态、角膜神经恢复的时间、手术术式等都对术后眼表恢复和手术成功与否有关。由于直接在角膜表面施术,所以无论哪一种术式术后均会出现角膜敏感度下降、泪液分泌减少、泪液质量和稳定性下降,导致干眼,一般持续3~6个月甚至超过1年。角膜位于眼球最前面,与外界直接接触,术后最容易发生感染。

图7-3-5病例为年轻男性,因急于提高视力行飞秒激光近视眼手术,病史记录手术顺利,术中无并发症,术后常规用药。但术后10天出现眼红、眼痛、分泌物增多,应用多种药物治疗无好转,术后15天双眼剧痛,严重畏光、流泪,视力下降为右眼0.15,左眼0.6。检查见右眼角膜上皮泡状松解混浊,就在检查过程中观察到角膜上皮出现大片剥脱,左眼角膜瓣边缘肿胀混浊。考虑患者急性感染

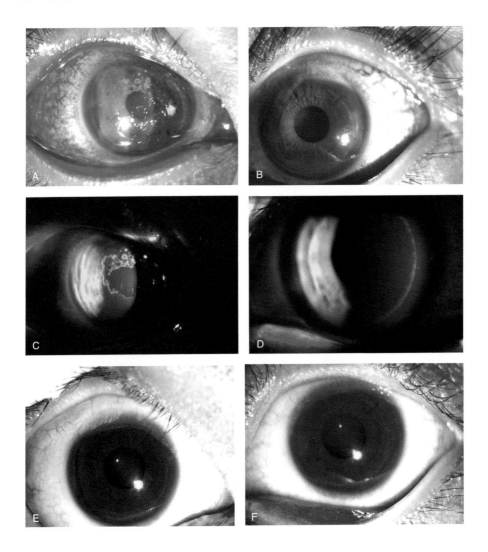

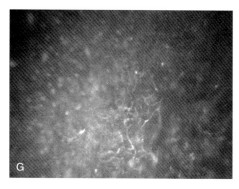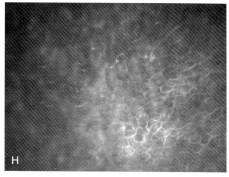

图 7-3-5 飞秒激光术后急性结膜炎，角膜上皮剥脱

A、B. 术后 15 天就诊时双眼结膜混合充血，角膜上皮水肿，右眼角膜上皮泡状疏松混浊；C、D. 与 AB 同一时间检查中观察到右眼角膜出现上皮大片剥脱，左眼角膜切缘肿胀，视力：右眼 0.15，左眼 0.6；E、F. 治疗 1 个月后双眼角膜恢复透明，视力右眼 0.8，左眼 1.2；G、H. 右眼角膜共聚焦显微镜检查：发病时角膜上皮基底膜细胞紊乱，结构不清晰，1 个月后角膜上皮愈合，基底膜细胞结构清晰，边界清楚，形态接近正常

较重，立即给予广谱抗生素滴眼液治疗控制感染。上皮剥脱可能与角膜上皮基底细胞有关[32]，角膜共聚焦显微镜检查显示右眼角膜上皮基底细胞变形紊乱、结构不清，证明了基底膜病变，需要尽快恢复基底细胞功能，否则角膜上皮不易愈合。在抗菌治疗同时应用非甾体抗炎剂（溴芬酸钠 1 天 2 次）减轻疼痛，眼刺激症状减轻后角膜相对较安静有利于角膜上皮的修复。10 天后停用非甾体抗炎剂改用低浓度激素滴眼，同时给予不含防腐剂的人工泪液修复泪膜，治疗 1 个月后角膜恢复透明。术后 3 个月双眼视力均为 1.2。分析发病的原因：①术前干眼，患者为学生，考试后立即手术。由于睡眠不足、精神紧张、高度用眼等导致泪膜异常。术前并未进行泪膜检查和人工泪液治疗。泪膜异常影响结角膜上皮细胞功能[33~35]，眼表抵抗力下降发生急性结膜炎。②药物毒性反应，发生结膜炎后为尽快控制病情，大量应用多种眼药，使原本脆弱的眼表角膜上皮细胞进一步损伤（手术已经使角膜上皮瓣疏松），药物毒性和手术联合作用使角膜基底细胞功能下降，上皮层出现剥脱。

（6）眼表手术本身的创伤：眼表的手术无论是近视眼手术还是其他角膜手术都会破坏眼表的稳定性、免疫力和正常的防御功能，术后容易发生结角膜炎[35~37]，如单纯疱疹病毒性角膜炎、细菌性或病毒性结角膜炎等，病例 7-3-6 为病毒性结角膜炎是常见眼病，关键在于全飞秒激光术后发生，需要掌握该病的临床特点即可准确诊断治疗。

（7）激素类滴眼液的长期应用：角膜上皮下雾状混浊（haze）是 EK 术后常见并发症[38]，同时伴有角膜上皮愈合不良时加重 haze 形成并使混浊加重[39~41]。

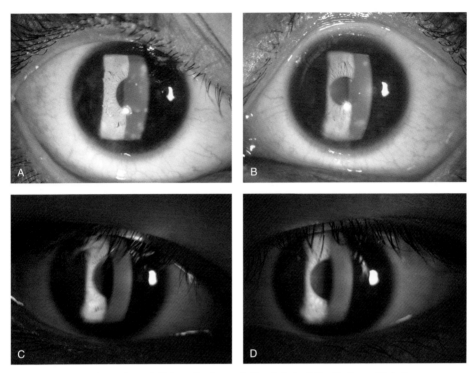

图 7-3-6　全飞秒激光手术后 1.5 个月,腺病毒感染,治疗 20 天痊愈
A、B. 全飞秒激光术后双眼视物模糊伴角膜上皮下点片状混浊,诊断为病毒性结膜炎,治疗
10 天后,结膜炎症好转;C、D. 药物治疗 20 天后混浊吸收、角膜恢复透明,双眼视力 1.0

为预防术后 haze 发生术后常规应用激素滴眼液滴眼。图 7-3-7 和图 7-3-8 都是较严重的角膜混浊,同时伴有角膜上皮愈合不良,两个病例都应用了高浓度激素滴眼液滴眼,原本角膜上皮愈合不良,激素导致和加重角膜上皮的不愈合,而上皮的不愈合又加重角膜的混浊,发现角膜混浊严重后再增加激素用量,恶性循环使角膜病变越来越重,在此基础上为促进角膜上皮的愈合配戴角膜接触镜,很容易导致感染发生。多数患者的角膜上皮下雾状混浊会慢慢减轻,术前严格的检查选择合适的手术术式规避 haze 的发生、术中术后围手术期管理和合理用药以及手术设备和手术技术的提高都减少了此类并发症。

(8)治疗性角膜绷带镜不合理配戴:治疗性角膜绷带镜的配戴要严格掌握其适应证,长期眼表病变、长期应用激素滴眼液和伴有全身疾病如糖尿病等患者应用时应特别注意继发性感染的可能,需要预防性给予抗生素滴眼液[5],必要时减少糖皮质激素的用量或停药[42]。

3. 近视眼手术后角结膜并发症的预防和治疗　首先,干眼的治疗:术前应常规行泪膜的检查和治疗,尤其配戴角膜接触镜的患者术前即采用人工泪液滴

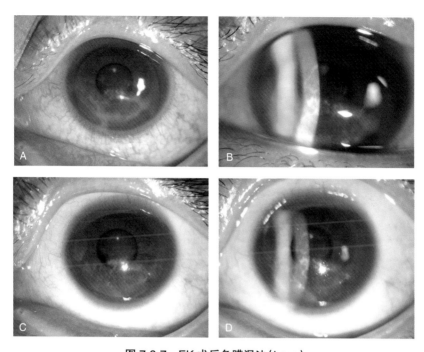

图 7-3-7　EK 术后角膜混浊（haze）

A、B. 左眼飞秒激光近视手术失败改为 EK 手术，术后出现角膜混浊（haze），角膜上皮长期缺损愈合不良 2 个月；C、D. 治疗 1 周后上皮愈合，haze 减轻

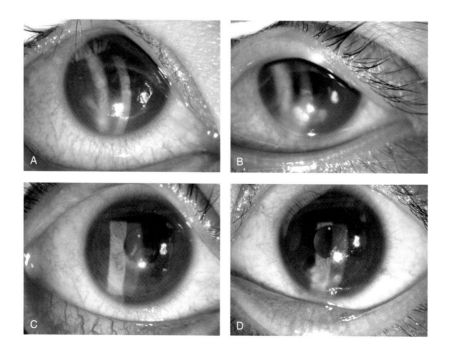

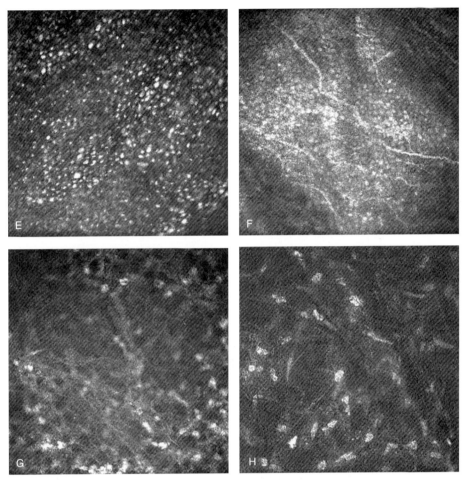

图 7-3-8　EK 术后 3 个月,因 haze 应用激素治疗,角膜上皮愈合不良,配戴绷带镜 3 天后眼红、眼痛伴畏光流泪入院治疗

A、B. 双眼 EK 术后 3 个月,配戴绷带镜 3 天,取下绷带镜后可见:右眼角膜中央区上皮大片缺损,前基质混浊,下方角膜弧形灰白色浸润(A),左眼角膜中央区基质混浊,下方角膜片状浸润,弧形浅溃疡形成(B);C、D. 应用广谱抗生素(左氧氟沙星滴眼液、妥布霉素滴眼液)30 分钟 1 次频繁滴眼 2 天,病情好转后逐渐减量,4 天后加用非甾体抗炎剂(溴芬酸钠),治疗 1 周明显好转;右眼上皮愈合,浸润吸收,基质混浊减轻(C),左眼角膜溃疡愈合,浸润大部分吸收,角膜混浊明显减轻,上皮完整(D);E~H. 入院当日左眼行角膜共聚焦显微镜检查,示角膜上皮层大量炎性细胞,神经纤维粗大(E、F),前基质细胞和纤维紊乱(G),后基质正常(H)

眼,除非特殊需要,否则待干眼治疗泪膜稳定好转后再行手术更安全。每一种近视眼手术术式都会出现泪膜异常,甚至严重干眼,LASIK 手术制作角膜瓣切断角膜神经术后几周甚至 1 年干眼症状重于其他近视眼术式。上述所有病例治疗和恢复中都加入了人工泪液滴眼液并告知患者持续应用 1 年以上。术前、术后应用不含防腐剂的人工泪液利于术后恢复。

感染的预防和治疗：尽管术后感染发生率低，但其破坏性强，是近视眼手术后严重并发症。各种术式的手术一旦出现感染需按照角结膜炎治疗原则治疗。角膜共聚焦显微镜检查、结膜囊细菌培养等帮助确定感染微生物种类，常见耐甲氧西林金黄色葡萄球菌（MRSA）是主要感染菌种，无论角膜表面还是飞秒激光的瓣下感染首先考虑细菌感染，应用广谱抗生素治疗。

图 7-3-5 和图 7-3-8 急诊救治中只应用左氧氟沙星及妥布霉素滴眼液频繁滴眼，溴芬酸钠 2 次/日滴眼（抗炎、减轻疼痛），无须应用抗病毒、角膜营养剂和促上皮修复眼膏，否则有可能干扰治疗甚至加重角膜的药物毒性反应。治疗 2~3 天感染好转后及时减少用量，根据角膜修复情况 10 天左右停用非甾体抗炎剂（对于治疗 haze 效果有限）改用激素治疗。告诫患者禁止自行用棉签频繁擦眼睛，作者团队曾经治疗一位铜绿假单胞菌角膜炎，在自行擦眼睛的棉签中检出大量铜绿假单胞菌。术前睑缘炎容易被忽略，注意检查睑缘并针对性治疗可以减少术后感染的发生。随着近视屈光手术的逐年开展，尽管提高了对非典型分枝杆菌感染的认识，但其仍是 LASIK 术后角膜感染的主要病原菌之一[43]，因此仍要注意角膜共聚焦显微镜的检查和细菌培养以及药物敏感试验结果，用以指导临床用药。术后病毒性角膜炎诊断并不困难，只要熟练掌握眼科常见病的症状和体征，精准诊治会有很好的疗效。必要时及时转给角膜病专科医生诊治非常重要，能够掌握及时转诊时机也是临床医生高水平诊疗的一种体现！

出现 haze 应用激素滴眼液时需注意观察病情变化，轻度 haze 随着手术后时间延长逐渐减轻，较重的 haze 如图 7-3-8 应用低浓度激素 0.1% 氟米龙 2~3 次/日滴眼，角膜内即可达到有效的治疗浓度，而且对于角膜上皮再生的影响较小。当角膜上皮严重愈合不良时，为减少激素副作用不宜应用高浓度激素，即便应用低浓度激素滴眼液时也需密切观察病情转归，我们团队在抢救上述感染患者中每 2 小时检查一次眼部情况和患者症状，此时除了医生的医疗经验，更重要的还有责任心和医者仁心。近视眼手术是在正常角膜施术，患者诉求不仅是摘镜达正常视力，还要求提高生活和工作质量，一旦感染救治无效，对患者身心都会造成严重不良后果。

角膜上皮延迟愈合的患者可以选择自体血清治疗。其生物力学及生物化学特性与泪液相同，含有多组分营养，可以多靶点治疗，是良好的泪液替代物，可以改善眼表整体微环境，维护眼表健康[44]。图 7-3-7 应用自体血清 1 周后角膜上皮愈合。角膜新生血管的治疗目前最有效的药物是激素滴眼液，治疗过程中同样需要严格掌控角膜病变的变化以调整用药。

总之，随着激光近视眼手术技术和设备的发展以及屈光医生的高度关注，手术相关的眼表并发症有减少的趋势，但也出现了新的并发症，如全飞秒透镜后层间感染等。因此要重视围手术期的严格管理、术前检查的审慎分析、客观与患者交流沟通、科学定制手术决策、个体化施术及术后随诊观察时多关注细节(不只是视力好)等各个方面,为完美的屈光手术保驾护航。

> **小结**:眼表是暴露于外界的多重结构,易受外伤,可以在其表面做多种治疗和手术,如结膜下注射、取异物、配戴接触镜和角膜屈光手术等,所有这些治疗、操作均已改变了眼表上皮和泪膜的功能,易发生眼表并发症,对眼球和视功能造成伤害。精准医疗是避免并发症的关键要素。

参 考 文 献

［1］林盛金. 角膜异物 2 576 例分析. 眼外伤职业眼病杂志, 2003, 07: 493.

［2］夏群, 李明顺, 吴勇. 角膜异物临床分析. 中国伤残医学, 2003, 11 (002): 1-3.

［3］党万利, 史文凤. 合并感染的角膜铁质异物 620 例裂隙灯下取出的临床分析. 国际眼科杂志, 2010, 10 (010): 2012-2013.

［4］赵堪兴, 杨培增. 眼科学. 北京: 人民卫生出版社, 2008: 108-281.

［5］中国健康管理协会接触镜安全监控与视觉健康专业委员会. 中国治疗用绷带镜临床应用专家共识 (2019 年). 中华眼科杂志, 2019, 055 (6): 405-412.

［6］OKA N, SUZUKI T, ISHIKAWA E, et al. Relationship of virulence factors and clinical features in keratitis caused by pseudomonas aeruginosa. Invest Ophthalmol Vis Sci, 2015, 56 (11): 6892-6898.

［7］MURALEEDHARAN C K, MCCLELLAN S A, BARRETT R P, et al. Inactivation of the miR-183/96/182 cluster decreases the severity of pseudomonas aeruginosa-induced keratitis. Invest Ophthalmol Vis Sci, 2016, 57 (4): 1506-1517.

［8］WILLCOX M D. Pseudomonas aeruginosa infection and inflammation during contact lens wear: a review. Optom Vis Sci, 2007, 84 (4): 273-278.

［9］HAZLETT L D, JIANG X, MCCLELLAN S A. IL-10 function, regulation, and in bacterial keratitis. J Ocul Pharmacol Ther, 2014, 30 (5): 373-380.

［10］牛玉英, 刘凤兰, 曹咏梅. 角膜异物的临床分析. 中国现代医生, 2009, 47 (4): 155-156.

［11］陈桂英, 黄葳, 张玲, 等. 角膜异物 500 例观察报告. 眼外伤与职业性眼病杂志, 1985 (2): 93-94.

［12］中华医学会眼科学分会角膜病学组. 感染性角膜病临床诊疗专家共识 (2011 年). 中华眼科杂志, 2012, 48 (1): 72-75.

［13］AKKAN A G, MUTLU I, OZYAZGAN S, et al. Comparative tear concentrations of topically applied ciprofloxacin, ofloxacin, and norfloxacin in human eyes. International Journal of Clinical Pharmacology & Therapeutics, 1997, 35 (5): 214.

［14］ 姚克, 章征, 杨瑶华, 等. 人眼滴用氧氟沙星和环丙沙星及妥布霉素的前房穿透性研究. 中华眼科杂志, 2003, 39 (12): 736-739.

［15］ KUNIMOTO, DEREK Y. The Wills eye manual. 4th ed. Philadelphia: Lippincott Williams & Wilkins, 2004.

［16］ 赵东卿, 孙秉基. 角膜层间注气法在全厚板层角膜移植中的应用. 中华眼外伤职业眼病杂志, 1992, 30 (2): 150.

［17］ DUA H S, FARAJ L A, SAID D G, et al. Human corneal anatomy redefined: a novel pre-descemet's layer (Dua's layer). Ophthalmology, 2013, 120 (9): 1778-1785.

［18］ 高华, 贾艳妮, 丁刚, 等. 暴露后弹力层的深板层角膜移植治疗深层化脓性角膜炎的初步临床观察. 中华眼科杂志, 2013, 49 (10): 884-889.

［19］ HOLDEN B A, FRICKE T R, WILSON D A, et al. Global prevalence of myopia and high myopia and temporal trends from 2000 through 2050. Ophthalmology, 2016, 123 (5): 1036-1042.

［20］ S. N. Radial keratotomy for myopia. American Academy of Ophthalmology. Ophthalmology, 1993, 100 (7): 1103-1115.

［21］ WEISS J S, MOLLER H U, ALDAVE A J, et al. IC3D classification of corneal dystrophies—edition 2. Cornea, 2015, 34 (2): 117-159.

［22］ HAN K E, CHOI S I, KIM T I, et al. Pathogenesis and treatments of TGFBI corneal dystrophies. Prog Retin Eye Res, 2016, 50: 67-88.

［23］ CHAO-SHERN C, DEDIONISIO L A, JANG J H, et al. Evaluation of TGFBI corneal dystrophy and molecular diagnostic testing. Eye (Lond), 2019, 33 (6): 874-881.

［24］ CHAO-SHERN C, ME R, DEDIONISIO L A, et al. Post-LASIK exacerbation of granular corneal dystrophy type 2 in members of a chinese family. Eye (Lond), 2018, 32 (1): 39-43.

［25］ ZENG L, ZHAO J, CHEN Y, et al. TGFBI gene mutation analysis of clinically diagnosed granular corneal dystrophy patients prior to PTK: a pilot study from Eastern China. Scientific Reports, 2017, 7 (1): 596.

［26］ POULSEN E T, NIELSEN N S, JENSEN M M, et al. LASIK surgery of granular corneal dystrophy type 2 patients leads to accumulation and differential proteolytic processing of transforming growth factor beta-induced protein (TGFBIp). Proteomics, 2016, 16 (3): 539-543.

［27］ CHIU E K, LIN A Y, FOLBERG R, et al. Avellino dystrophy in a patient after laser-assisted in situ keratomileusis surgery manifesting as granular dystrophy. Arch Ophthalmol, 2007, 125 (5): 703-705.

［28］ BANNING C S, KIM W C, RANDLEMAN J B, et al. Exacerbation of Avellino corneal dystrophy after LASIK in North America. Cornea, 2006, 25 (4): 482-484.

［29］ JUN R M, TCHAH H, KIM T I, et al. Avellino corneal dystrophy after LASIK. Ophthalmology, 2004, 111 (3): 463-468.

［30］ 陈玄之, 苗晓晴, 全雄. LASIK 术后角膜上皮内生的处理. 国际眼科杂志, 2015, 15 (5): 931-933.

［31］ WANG M Y, MALONEY R K. Epithelial ingrowth after laser in situ keratomileusis. Am J

Ophthalmol, 2000, 129 (6): 746-751.

［32］曲景灏, 孙旭光. 角膜上皮层基底细胞及其基底膜的研究进展. 中华眼科杂志, 2016, 52 (9): 703-707.

［33］STERN M E, BEUERMAN R W, FOX R I, et al. The pathology of dry eye: the interaction between the ocular surface and lacrimal glands. Cornea, 1998, 17 (6): 584.

［34］STERN M E, GAO J, SIEMASKO K F, et al. The role of the lacrimal functional unit in the pathophysiology of dry eye. Exp Eye Res, 2004, 78 (3): 409-416.

［35］CHHADVA P, ALEXANDER A, MCCLELLAN A L, et al. The impact of conjunctivochalasis on dry eye symptoms and signs. Invest Ophthalmol Vis Sci, 2015, 56 (5): 2867-2871.

［36］KAUFMAN H E, AZCUY A M, VARNELL E D, et al. HSV-1 DNA in tears and saliva of normal adults. Invest Ophthalmol Vis Sci, 2005, 46 (1): 241-247.

［37］STERN M E, SCHAUMBURG C S, DANA R, et al. Autoimmunity at the ocular surface: pathogenesis and regulation. Mucosal Immunol, 2010, 3 (5): 425-442.

［38］张波, 薛丽霞, 刘力红, 等. 准分子激光上皮下角膜磨镶术的观察. 中国眼耳鼻喉科杂志, 2010, 10 (5): 291-294.

［39］NAKAMURA K, KUROSAKA D, BISSEN-MIYAJIMA H, et al. Intact corneal epithelium is essential for the prevention of stromal haze after laser assisted in situ keratomileusis. Br J Ophthalmol, 2001, 85 (2): 209-213.

［40］赫天耕, 王力军, 孙智勇, 等. 准分子激光角膜上皮瓣下磨镶术与准分子激光屈光性角膜切削术治疗近视的比较. 中华眼科杂志, 2004, 40 (9): 579-582.

［41］竺向佳, 戴锦晖. 准分子激光屈光手术上皮下雾状混浊的发生机制. 国际眼科纵览, 2006, 30 (3): 182-186.

［42］谢立信, 史伟云. 角膜病学. 北京: 人民卫生出版社, 2007.

［43］SOLOMON R, DONNENFELD E D, AZAR D T, et al. Infectious keratitis after laser in situ keratomileusis: Results of an ASCRS survey. Journal of Cataract and Refractive Surgery, 2003, 29 (10): 2001-2006.

［44］中华医学会眼科学分会角膜病学组. 中国自体血清滴眼液治疗角膜及眼表疾病专家共识 (2020 年). 中华眼科杂志, 2020, 56 (10): 735-740.

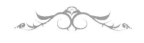

后　记

　　任何眼科手术都难以完全避免术后并发症,眼科医生要做的是,客观认识,及早诊治,尽最大努力,将其对视功能的影响降到最低。眼科手术后并发症发生的原因是多方面的,而且在不少情况下,是难以明确的,因此,往往难以成为专业上的"热点话题"。

　　在多年的临床实践中,我逐渐关注起眼科手术后感染性并发症,尤其是术后角膜的感染,譬如白内障术后角膜感染、角膜屈光术后感染等,也一直在关注角膜接触镜相关的感染。术后感染性并发症是临床小概率事件,但是,如果不能及时诊治,其对视功能的影响往往是严重的,因此,我在学术会议上不时会谈及。

　　记得在多年前的一次全国性角膜病学术会议上,我仔细聆听了吉林大学第一医院眼科贾卉教授有关眼科术后角结膜并发症的学术报告,颇有收获。会议期间我们又就这个话题进行多次交流。正是从那时起,贾教授和我就开始了多年的专业"私聊",多数情况下,是在微信上讨论疑难病例;而每次在学术会议上碰面,一开口一定是疑难病例如何如何,逐渐这成了"常规"。正是这种多年的专业交流,使我们相互学到了不少有益的经验,也正是经常的专业交流,使我们逐渐对术后角结膜并发症,有了越来越多共同的话题。三年前的一次学术会议期间,这个讨论多年的话题最终成了一个编写相关专著的想法。在人民卫生出版社的大力支持下,《眼科手术相关性角结膜病变》进入立项及编写过程。

　　正如一些前辈说过的那样,编写专著并非易事,尤其是在繁忙的临床工作之余,要将自己多年的临床经验归纳总结,把几十年的资料分类整理,并在此基础上编写出对读者有实用价值的专著,更是个需要付出心血的"工程"。好在贾卉教授有着东北人的坚强性格、吃苦耐劳的精神,使得此专著得以如愿完成。

　　在本著出版之际,真诚希望同行们予以斧正,也希望与贾教授的专业"私聊"能够继续下去,以期本著再版修订时更加完善。

孙旭光

2022年2月18日于北京